한국인의 체질에 맞는 약선밥상

한국인의 체질에 맞는 약선밥상

1판 1쇄 인쇄 | 2010년 03월 11일 **1판 1쇄** 발행 | 2010년 03월 15일

지은이 | 김윤선 · 이영종 지음 **발행인** | 이용길 **발행처** | 모아북스 MOABOOKS **디자인** | 이룸
등록 제 10-1857호(1999. 11. 15)
주소 경기도 고양시 일산구 백석동 1332-1 레이크하임 404호
전화 0505-627-9784 **팩스** | 031-902-5236 **홈페이지** | http://www.moabooks.com
이메일 moabooks@hanmail.net
ISBN 978-89-90539-74-8 03810

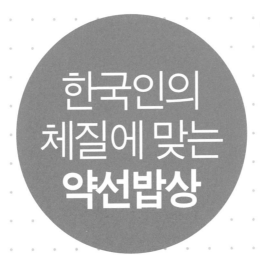

한국인의
체질에 맞는
약선밥상

| 김윤선 · 이영종 지음 |

모아북스
MOABOOKS

사계절에 맞는 체질밥상으로
건강한 삶과 장수를 누리자!

체질을 알면 건강이 보인다

우리 건강 상태가 일상적으로 섭취하는 음식과 밀접한 관계를 갖고 있다는 것은 음식은 단순히 사람이 생활하는데 필요한 에너지원뿐 아니라 인체 내 각 장부에 필요한 영양소를 공급하고 생리활동을 조절해 건강한 생활을 영위할 수 있도록 한다.

이처럼 섭취한 음식을 중요시 여기는 생각은 우리 전통 한의학에서도 찾아볼 수 있는데 바로 약식동원藥食同源의 사상이다. 이것은 "음식과 약은 그 근본이 같다"는 의미로서 섭생의 중요성을 강조한 것이다. 또한 지금으로부터 100여 년 전 1894년 동무東武이제마 선생은 「동의수세보원」이라는 책을 저술하면서 우리 한국인의 체질을 네 가지로 나누어 각각의 체질에 맞게 섭생과 약을 권유하는 사상의학四象醫學과 사상체질론을 주장했다. 이것은 각 체질에

5

맞는 음식을 먹는 것 자체만으로도 질병을 예방하고 치료할 수 있
다는 의미다.

　건강한 체질밥상을 소개하는 『한국인의 체질에 맞는 약선 밥
상』은 바로 그 한국의 전통 사상체질을 바탕으로 약식동원 원리를
각각의 체질에 맞게 쉽게 적용할 수 있는 방법을 전달하고자 한다.
　따라서 사계절에 산출되는 식품을 중심으로 각 체질별 약이 되
는 식품들을 5가지 기초 식품군으로 나누고 각 체질에 맞게 선별해
보다 과학적이고 합리적인 체질밥상을 준비할 수 있도록 하였다.

　인간의 가장 큰 욕구인 장수의 비결은 바로 우리네 전통음식을
중심으로 한 사계절 체질밥상에 있다. 따라서 본서를 참고해 많은
사람들이 질병을 예방하고 건강한 삶을 영위하기를 기원한다.

각각의 체질에 맞는 밥상이 우리 몸을 살린다!

　현대인들은 과거와는 다른 다양한 질병에 시달리고 있다. 예전
에는 바이러스의 침투로 인한 질병인 결핵, 흑사병 등이 많은 사망
자를 냈다면, 이제는 당뇨병, 고혈압, 암, 알레르기 처럼 서양의학
의 항생제만으로 치유하기 힘든 다양한 현대병들이 늘어나고 있는
것이다.

이러한 질병은 급속도로 변화하는 사회, 정치, 경제, 문화 등의 다양한 형태의 변화를 따라가기 위한 스트레스, 여성들의 사회진출로 인해 잦은 외식과 인스턴트 음식의 소비 증가, 다양한 가공식품의 발전으로 인한 식품첨가물의 범람, 환경 파괴로 인한 다양한 형태의 오염 등의 원인이 존재하지만 최근 다양한 연구들은 서구화되고 균형을 잃은 식생활이야말로 이 선진국형 질병의 발병률을 높이는 원인이 되고 있다고 지적하고 있다.

우리 조상들이 건강을 지키기 위해 먹었던 사계절 자연식과 다양한 발효식품, 슬로우 푸드slow-food등 우리 인체의 음양을 조절해 균형을 잡아주는 자연식 건강밥상들은 점차 사라지고 화학적 식품첨가물이 다량 포함된 인스턴트 식품, 무분별한 육류 섭취 등 결과적으로는 옳지 못한 먹거리가 질병을 유발시키고 있는 것이다.

『한국인의 체질에 맞는 약선 밥상』은 음식이 병의 원인이 되기도 하고, 그 반대로 병을 치료한다는 한국의 약식동원과 사상체질의학을 주요한 골자로 삼고 있는 약이 되는 밥상, 즉 한국인의 맞춤식 약선藥膳을 소개하고 있다. 내외적으로 생겨나는 다양한 형태의 질병을 이겨내기 위해서는 먼저 우리 몸의 면역력을 활성화시켜야 한다.

따라서 세계적으로 가장 우수하다고 평가 받고 있는 발효음식이 기반이 된 우리 전통음식을 먹는 것이 그 어떤 약보다 훌륭한 예방과 치료가 된다.

　나아가 이 책은 같은 전통밥상이라 해도 자신의 체질을 잘 알고 그에 알맞은 음식을 먹는 일의 중요성을 강조함으로써 사계절과 체질에 적합한 '맞춤식 약선' 까지 제안하고자 한다.

매일 매일 더 건강해지는 한국인의 전통 체질밥상을 배우자!

우리의 소중한 밥상을 다시 깨닫자

옛날 우리 조상들은 일상식의 중요성을 강조하며 기본 밥상을 중시 여겼고, 병이 나면 산과 들의 초근목피草根木皮를 이용해 자연 속에서 병을 치료하려고 노력하였다. 그러나 현대인들은 이와는 반대로 어떠한 질환이 생기면 병원에서 고치지 못하는 상태가 되어야 비로소 자연 속으로 들어가 자연치유를 시도한다.

실제로 자연의 맑은 공기 속에서 섭생을 하다보면 자연 치유되는 사례들을 보곤 하는데 이것만 봐도 자연 섭생이 얼마나 중요하며 얼마나 큰 효과를 가지는지 알 수 있다. 그렇다면 자연 섭생이란 과연 무엇을 의미하는 걸까? 이는 쉽게 말해 자연에서 얻어지는 산물들을 취해 음식으로 먹는 것이며, 그런 면에서 우리나라 사계절 식품들이야말로 대표적인 자연 건강식이라 할 수 있다.

우리가 접하는 대부분의 질병들은 섭취하는 음식과 깊은 관련이 있다. 그럼에도 많은 사람들이 인스턴트 음식, 가공식품, 패스트 푸드 등을 섭취하는 나쁜 식생활 습관을 고치지 못하고 있다. 그리고 이처럼 잘못 섭취한 음식으로 인한 부작용은 금방 나타나는 경우도 있지만 대부분 오랜 기간 동안 축적되어 서서히 병으로 나타난다고 봐야 한다.

세상에는 많은 형태의 밥상이 존재한다. 어떠한 밥상을 선택하느냐 하는 것은 개인의 선택이다. 그러나 한 가지 분명한 사실은 우리가 매일 먹는 밥상이 건강을 유지하고 증진시키는 밥상일 수도 있고, 점차적으로 질병에 가까워지는 밥상도 있다는 점이다. 따라서 건강을 지키고 활력 있는 삶을 유지하려면 나에게 좋은 밥상과 나쁜 밥상의 차이를 분명히 알고 매일 먹는 음식과 밥상의 중요성을 다시금 깨달아야 할 것이다.

나와 내 가족들의 건강을 위해 체질을 알아보자

동무 이제마 선생이 창시한 우리의 전통 체질의학은 한국인의 체질을 4가지로 나누고 있다. 태양인太陽人, 소양인少陽人, 태음인太陰人, 소음인少陰人이다. 이는 우리의 전통 음양사상에 기인한 분류로서 사람을 양陽과 음陰의 성질로 나누고 사상체질로 분류한 것이다.

체질별 특징				
구분	태양인	소양인	태음인	소음인
그림				
체형	가슴 윗부분이 발달한 체형으로 목덜미가 건실하며 머리가 큰 반면, 허리 아래 부분은 약하다	가슴 부위가 발달해 어깨가 딱 벌어진 반면, 엉덩이 부위가 빈약하다.	허리 부위가 발달해 서있는 자세가 안정감 있으나, 목덜미의 기세가 약하다.	엉덩이가 발달해 앉아 있는 모습이 안정감 있으나, 가슴 부위는 빈약하다.
성격	과감하고 창조적이다. 비교적 드문 체질로 강직한 성격 탓에 주변과 융화가 잘 안 되는 단점이 있다.	민첩하고 명쾌한 성격이다. 급하고 화를 잘 내는 경향이 있다.	마음이 너그러우며 체격이 듬직하고 꾸준한 성격이다. 자기 의사 표현을 잘 하지 않는다.	내성적이고 온순하며 섬세하고 잔재주가 많다. 매사에 소극적이어서 우유부단하다.
건강상태	소변이 잘 나오면 좋다	대변이 순조로울 때 좋다	땀이 시원하게 나올 때 좋다	소화가 잘 되면 좋다
질병	평소 가슴이 답답하고 체기가 있다. 하체와 허리가 약하므로 오래 걷거나 장시간 앉아있기 힘들다.	방광염, 신장염, 요도염이 많이 발생한다. 상체에 비해 하체가 약해 요통으로 고생하는 경우가 많다.	고혈압, 심장병, 중풍, 기관지염, 천식이나 감기에 잘 걸리며 피부질환과 대장 질환도 발생하기 쉽다.	소화불량, 위산과다, 복통이 잘 발생하며 손발이 차거나 허약 체질이 되기 쉽다.

위의 분류표는 체질은 변하지 않는다는 원칙 하에 체격과 체형, 장부의 허실, 얼굴의 모양, 성격 등의 특징, 음식이나 약에 대한 개인적 반응, 자주 걸리는 질병의 상태, 정신적인 성향 등을 고려하여 구분한 것이다. 따라서 각각의 위의 표를 토대로 체질을 감별한 후 체질에 맞게 섭생을 잘하면 질병을 예방하고 건강한 삶을 살 수 있을 뿐 아니라 질병에 걸렸다 해도 회복이 빨라지게 된다.

다시 말해 같은 음식을 먹어도 각각의 체질에 맞는 약선 재료를 사용하면 각 체질의 부족한 부분을 보충해 신체와 정신의 균형을 되찾을 수 있으며, 질병을 치료할 때도 각 체질에 적합한 약재를 사용하면 훨씬 좋은 치료 효과를 기대할 수 있다. 이런 면에서 일생을 통해 자신의 체질을 알고 그에 적합한 음식을 섭취하는 것은 효율적이고 과학적인 건강관리의 일부다. 따라서 이 책을 계기로 자기자신과 가족들의 체질을 점검하고 각각의 체질에 맞는 음식을 섭생할 수 있도록 체질별 식품과 음식을 구분할 수 있는 안목을 기르면 반드시 더 건강한 생활을 영위할 수 있을 것이다.

한국인에게 필요한 5가지 기초 식품군 별로 골라 먹을 수 있는
체질별 약선재료

태양인

폐 기능이 왕성하고 간 기능이 약한 사람肺大肝小으로, 상체가 발달하고 허리 아래가 빈약한 경우가 많다. 남성적이며 사고력과 추진력이 강하다. 서늘한 성질에 담백한 종류의 음식이 어울린다.

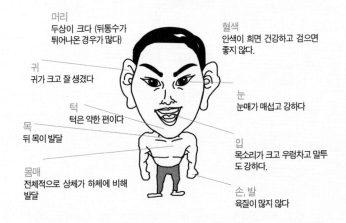

머리
두상이 크다 (뒤통수가 튀어나온 경우가 많다)

혈색
안색이 희면 건강하고 검으면 좋지 않다.

귀
귀가 크고 잘 생겼다

턱
턱은 약한 편이다

눈
눈매가 매섭고 강하다

목
뒤 목이 발달

입
목소리가 크고 우렁차고 말투도 강하다.

몸매
전체적으로 상체가 하체에 비해 발달

손, 발
육질이 많지 않다

1군 – 단백질 : 게, 낙지, 굴, 문어, 소라, 새우, 오징어, 전복, 해삼, 홍합, 대합, 붕어, 잉어

2군 – 칼슘 : 버섯류, 보리새우, 우유, 게

3군 – 비타민과 무기질 : 상추, 배추, 샐러리, 순채, 시금치, 냉이, 달래, 토마토, 버섯, 머루, 다래, 앵두, 복숭아, 포도, 사과, 감, 오렌지, 파인애플, 바나나, 김

4군 – 탄수화물 : 메밀, 메좁쌀, 멥쌀, 청포묵, 옥수수

5군 – 지질 : 호두

소양인

소화기 계통이 발달하고 신장 기능이 약한 사람脾大腎小으로 가슴이 발달하고 둔부가 빈약하다. 성격은 외향적이고 활발하다. 헌신적이고 판단력이 빠르며 성격이 급한 편이다. 성질이 차고 대변을 원활하게 하는 식품이 좋다.

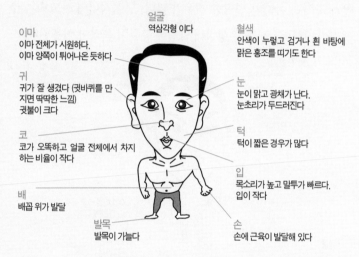

얼굴
역삼각형 이다

이마
이마 전체가 시원하다.
이마 양쪽이 튀어나온 듯하다

귀
귀가 잘 생겼다 (귓바퀴를 만지면 딱딱한 느낌)
귓불이 크다

코
코가 오똑하고 얼굴 전체에서 차지하는 비율이 작다

배
배꼽 위가 발달

발목
발목이 가늘다

혈색
안색이 누렇고 검거나 흰 바탕에 맑은 홍조를 띠기도 한다

눈
눈이 맑고 광채가 난다.
눈초리가 두드러진다

턱
턱이 짧은 경우가 많다

입
목소리가 높고 말투가 빠르다.
입이 작다

손
손에 근육이 발달해 있다

1군 - 단백질 : 돼지고기, 토끼고기, 거위, 오리알, 달걀, 가물치, 가자미, 게, 굴, 낙지, 멍게, 복어, 새우, 우렁이, 잉어, 자라, 전복, 청어, 해삼

2군 - 칼슘 : 보리새우, 게

3군 - 비타민과 무기질 : 고들빼기, 셀러리, 쇠비름, 수세미, 아욱, 열무, 오이, 가지, 상추, 숙주나물, 우엉, 죽순, 질경이, 호박, 배추, 냉이, 더덕, 시금치, 메론, 바나나, 산딸기, 수박, 참외, 파인애플, 살구

4군 - 당질 : 메조, 녹두, 팥, 보리, 옥수수, 피

5군 - 지질 : 참깨, 참기름, 홍화기름

태음인

간 기운이 왕성하고 폐 기능이 약한 체질肝大肺小로, 골격이 굵고 비대한 편이다. 손발이 크고 피부색은 검다. 속을 잘 드러내지 않으며 묵묵하고 우직하다.

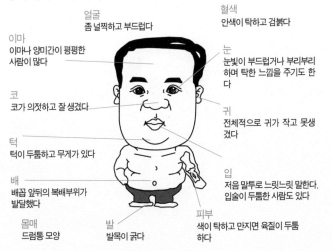

얼굴
좀 널찍하고 부드럽다

혈색
안색이 탁하고 검붉다

이마
이마나 양미간이 평평한
사람이 많다

눈
눈빛이 부드럽거나 부리부리
하며 탁한 느낌을 주기도 한
다

코
코가 의젓하고 잘 생겼다

귀
전체적으로 귀가 작고 못생
겼다

턱
턱이 두툼하고 무게가 있다

입
저음 말투로 느릿느릿 말한다.
입술이 두툼한 사람도 있다

배
배꼽 앞뒤의 복배부위가
발달했다

몸매
드럼통 모양

발
발목이 굵다

피부
색이 탁하고 만지면 육질이 두툼
하다

1군 - 단백질 : 쇠고기, 갈치, 게, 고등어, 고래고기, 꽁치, 대구, 명란, 민어, 뱀장어, 소라, 연어, 우렁이, 잉어, 조기, 참치, 대두, 두부

2군 - 칼슘 : 뱅어, 우유, 치즈, 사골, 미꾸라지

3군 - 비타민과 무기질 : 고사리, 당근, 더덕, 두릅, 머위, 무, 연근, 취나물, 죽순, 냉이, 콩나물, 호박, 열무, 도라지, 버섯류(표고버섯, 느타리, 목이, 상황, 송이, 팽이 등),마, 매실, 배, 오디, 자두, 살구, 밤, 은행, 잣, 호두

4군 - 당질 : 기장, 밀, 밀가루, 수수, 옥수수, 율무, 현미, 감자, 고구마, 토란, 강낭콩, 빵, 완두콩

5군 - 지질 : 개암, 들깨, 땅콩

소음인

신장 기능이 왕성하고 소화기 계통이 약한 체질腎大脾小로 작은 체구에 다소곳한 인상이다. 내성적이지만 외유내강하다. 성질이 따뜻하며 소화를 원활하게 하는 식품이 좋다.

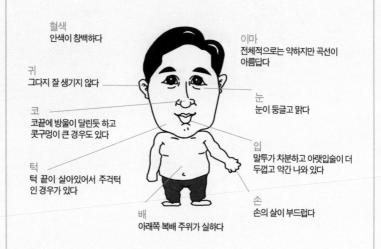

혈색
안색이 창백하다

귀
그다지 잘 생기지 않다

코
코끝에 방울이 달린듯 하고
콧구멍이 큰 경우도 있다

턱
턱 끝이 살아있어서 주걱턱
인 경우가 있다

이마
전체적으로는 약하지만 곡선이
아름답다

눈
눈이 둥글고 맑다

입
말투가 차분하고 아랫입술이 더
두껍고 약간 나와 있다

손
손의 살이 부드럽다

배
아래쪽 복배 주위가 실하다

1군 - 단백질 : 소고기, 개고기, 양고기, 염소고기, 토끼고기, 닭고기, 꿩, 칠면조, 메추리, 가자미, 갈치, 뱀장어, 조기, 까나리, 농어, 대구, 도미, 메기, 명태, 병어, 민어, 쏘가리, 은어, 잉어, 장어, 홍합, 미더덕

2군 - 칼슘 : 멸치, 뱅어, 미꾸라지

3군 - 비타민과 무기질 : 고추, 냉이, 달래, 당근, 마늘, 미나리, 부추, 생강, 시금치, 쑥, 쑥갓, 냉이, 고사리, 양배추, 양파, 토마토, 귤, 대추, 레몬, 복숭아, 사과, 석류, 유자, 자몽, 자두, 다시마

4군 - 당질 : 찹쌀, 현미찹쌀, 차조, 찰수수, 찰옥수수, 통밀가루, 고구마

5군 - 지질 : 참깨, 들깨, 들기름, 면실유

간단한 전통 체질약선을 시작해 보자!

'약이 되는 밥상 차리기' 라고 하면 언뜻 전문가들만이 차릴 수 있는 밥상처럼 들린다. 물론 제대로 된 약선을 조리하려면 한의학韓醫學, 조리학調理學, 식품영양학食品營養學과 관련된 전문적인 지식을 습득할 필요가 있다.

하지만 전통적인 체질약선은 근본적으로 우리 조상들의 지혜로운 밥상에서 비롯되었다. 즉 한국인의 체질약선이란 기본적으로 한국 전통음식을 기반으로 한 사계절 밥상으로서 한국인의 체질에 맞게 차려진 '개인별 맞춤식 밥상' 인 것이다.

물론 개개인의 질병의 유무, 나이, 성별, 근무 조건, 유전적 질병의 유무, 식품과 조리법의 기호도 등을 고려해야 하지만, 기본적으로 이 책은 각 체질에 맞게 차려진 밥상을 이해하고자 하는 목적에서 집필한 것이다. 특히 체질별 좋은 식품과 좋지 않은 식품으로만 단순 분류해놓은 기존 책들에 비해 이 책은 각각의 계절별, 생애주기별, 체질별 약선의 원리를 설명하고 기본적인 약선 조리법을 소개함으로써 일상에서 손쉽게 약선을 경험하고 직접 만들어볼 수 있는 기회를 제공하고자 한다. 이제 어렵게만 느껴지는 체질약선을 자연의 사계절 식품에서 찾아 간단히 조리할 수 있는 방법을 통해 각 체질에 맞는 체질밥상을 손쉽게 차릴 수 있도록 해보자.

17

당신은 건강하게 살 수 있다

우리 몸에 적합한 체질약선 밥상 차리기

식습관을 바꾸지 않으면 질병에서 벗어날 수 없다

현대병이라고 알려진 질환들이 최근 청소년, 장년층 등 다양한 계층에서 높게 나타나고 있다. 이것은 현대인의 기본적인 생활습관이 옳지 못하다는 것을 보여준다. 실제로 암, 당뇨병, 고혈압, 동맥경화, 신장질환과 같은 질병은 요즘에는 일반적인 병으로 알려져 있다. 또한 우리나라뿐만 아니라 서구식 식생활이 자리 잡힌 나라들에서도 사망 원인 1, 2위를 차지하고 있다.

이 질병들이 전염성 질병과 다른 점은 단기간에 발병하거나 전염되는 것이 아니라 매일 매일, 한해 한해의 옳지 못한 생활습관이 쌓여서 나타나는 질병이라는 점이다. 그 중에 가장 큰 원인으로 손꼼히는 것이 바로 식습관 문제이다.

현재 우리는 건강식으로 알려진 전통 식습관을 버리고 서구의 식생활을 따라잡기에 급급하다. 육류 위주의 음식 소비는 물론 불규칙한 식사를 밥 먹듯이 하고, 나아가 인스턴트 식품과 다양한 식품첨가물이 함유된 음식들을 습관적으로 섭취하고 있다.

우리 조상들이 먹었던 자연식, 계절음식, 다양한 발효식품 등은 우리 식탁에서 제외되고, 번거롭고 조리법이 어렵다는 이유들로 밥상에서 저만치 밀려나 있는 실정이다. 이와 같은 상황 속에서 식습관의 개선 없이는 현대인들은 결코 다양한 질병들에서 자유로워질 수 없다. '우리는 이 문제들을 어떻게 풀어나가야 할까?' 하는 생각을 꼭 해보아야 한다.

대부분의 사람들은 병이 생길 때마다 자신의 생활과 식습관을 점검하기보다는 무조건 병원부터 찾는다. 그러나 현대의학의 처방은 세균성 질환에는 정답을 제시해줄지 몰라도, 생활습관으로 생긴 병에 대해서는 명쾌한 해답을 주지 못한다.

수북한 약 봉투를 포함한 여러 내외과적 수술 및 교정술 혹은 화학적 처방으로 인해 증상만 완화시킬 뿐 근본적인 치유는 어렵다는 것이다. 또한 병원에서 치료를 받은 후 얼마간의 시간이 지나면 같은 질병이 다시 재발해 고통 받는 사람들도 생겨난다. 이것은 의학적 치료가 부족하거나 의학이 발달하지 않아서가 아니라 잘못된 식습관, 나아가 이 근본적인 문제를 해결하지 못함으로써 생긴 영양의 불균형이 질병을 심화시키기 때문이다.

현대의학이 고치지 못하는 질병을 음식으로 고칠 수 있다!

올바른 식사요법이 건강을 증진 시킬 뿐 아니라 질병까지 예방한다.

최근 들어 일시적 수치 완화를 목적으로 하는 서양의학에 반기를 들고 다양한 동서양의 대체의학들이 등장하고 있다. 이것은 화학처치나 외과요법만으로는 생활습관형 병들을 치유할 수 없다는 데서 생겨난 현상이다.

그렇다면 대체의학은 과연 어떤 부분에 큰 의미를 둘까? 대체의학에도 다양한 종류가 있지만 이것들이 공통적으로 가장 중요시 여기는 것이 있다. 바로 음식요법, 영양요법 같은 음식물을 통한 질병치료 요법들이다. 대체의학계의 권위자들은 양방치료나 한방치료도 중요하지만, 기본적으로 식습관의 개선과 철저한 식단관리를 고수해야 좋은 경과를 볼 수 있다고 주장한다.

사실상 음식이 병을 만들기도 하고 치료하기도 한다는 것은 고대로부터 이어온 오랜 경험이며 불변의 진리이다. 예를 들어 좋지 못한 식품을 섭취할 경우 그것이 우리 몸속에 질병을 만드는 것처럼, 좋은 음식물은 그 반대로 약으로서의 효용성을 갖고 있다.

예를 들어 메밀은 메밀 속의 생리활성 물질인 루틴이 혈압과 혈당을 낮춘다. 김, 미역, 다시마와 같은 해조류는 혈중의 콜레스테롤을 낮춰준다. 반대로 첨가물이 많이 포함된 가공식품은 우리의 면역력을 파괴하고, 지나친 육류의 섭취는 콜레스테롤 수치를 높여 혈압과 혈당을 높인다.

다시 말해 우리가 일상적으로 섭취하는 음식물은 우리의 생명 활동을 유지하는 것을 넘어 우리 몸의 질병을 예방하고 치료하는 약藥이 되며, 따라서 올바른 식습관을 갖는다면 혈압약과 같은 화학 성분의 약들을 꼭 섭취할 이유가 없는 것이다. 또한 약을 복용하면 많은 부작용들도 나타나는데, 약을 대신하여 약이성 식품이나 음식을 섭취할 경우 이러한 부작용의 문제는 거의 걱정할 필요가 없다는 점에서 약선 섭취는 최고의 자연 치유법이라 할 수 있다.

한국인의 체질밥상이 몸을 건강하게 한다

요즘 사람 치고 우리의 전통 상차림이 얼마나 훌륭한지를 모르는 사람은 없다. 패스트푸드Fast-food를 선호하는 서구의 식생활조차도 슬로우푸드Slow-food의 상차림인 한국식 상차림을 점차 선호하고 있다. 서구인들은 다양한 계절음식, 또 한국의 오방색(다섯가지 색으로 간, 심, 비, 폐, 신장의 장기에 이로운 색), 저칼로리의 다양한 조리법으로 구성된 한국인의 건강식에 많은 호감을 갖고 있다. 현대에 들어서면서 다양한 먹거리에 대한 논란이 나날이 거세지면서 그 동안 미처 깨닫지 못하고 먹었던 우리의 전통 밥상이 새로이 그 가치를 인정받기 시작한 것이다.

하지만 한 가지 더 생각해 보아야 할 문제들이 있다. 아무리 좋은 음식이라도 먹는 사람 모두에게 적합한 음식이라고 할 수 있을까하는 것이다. 이 문제는 '한국인의 체질體質' 이라는 문제의식에서 생각해 볼 수 있다. 모든 식품과 음식들이 모두에게 똑같이 작용하는 것은 아니라는 뜻이다. 사람들에게는 각각의 체질이 존재하고, 그 체질에 따라 이로운 음식과 이롭지 못한 음식이 구분된다.

예를 들어 '몸을 보補하는 음식의 왕' 이라고 불리는 닭고기(계육, 鷄肉)의 경우 성미는 감甘, 온溫하고 귀경은 비경脾經, 위경胃經으로 들어가 비위기능을 보補하고 정精을 보충하며 수髓를 더하는 효능을 갖고 있다. 이러한 닭고기는 자양강장에 좋아 몸이 마르고 약해 병이 잘 걸리거나 수술 후 몸이 잘 회복되지 않은 경우 또는 산후, 노인들의 병약한 증세가 있을 때 많이 이용된다. 그러나 이 음식은 보통 위와 같은 증상이 있다면 각 체질에서 이용할 수 도 있겠으나 엄밀히 말하면 비위 계통, 즉 소화기 계통이 약한 장부적 특징을 갖고 있는 소음인의 체질에 가장 적합한 약선재료라고 할 수 있다.

22

　이 때문에 이제마 선생은 한국인의 체질을 크게 네 가지로 나누어 사상체질이라는 학문을 체계화했고, 각각의 체질에 맞는 건강한 음식들을 섭취하는 것이 그 어떤 보약을 복용하는 것보다 건강하게 우리 몸을 지켜준다고 강조했다.

　이 책은 식품이 갖고 있는 고유의 성미과 효능을 제대로 이해하고 자신의 체질에 적합한 식품을 선택하고 조리하여 섭취해야 한다는 점을 강조하고 있다. 특히 한국의 전통음식을 기반으로 하는 한국 약선을 보다 효율적으로 이용할 수 있도록 했다.

　이 책은 현재 우리가 먹고 있는 밥상이 과연 건강한 밥상인지, 나와 내 가족에게 자신의 체질에 적합한 음식을 얼마나 먹고 있는지, 나아가 각각의 건강을 개선하기 위해 더 나은 밥상이 없는지 이야기를 나누고자 한다. 올바른 먹거리 찾기와 체질에 맞는 적합한 밥상 차리기에 대해 고민하는 모든 분들께 도움이 되기를 바란다.

김윤선 · 이영종

Contents

Part 4
한국인에게 적합한 체질 밥상 차리기

Part 5
현대인에게 필요한 핵심 전통 식품

PART ● 1

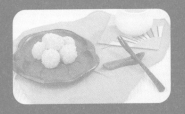

한국인의 밥상이 위험하다

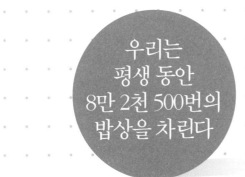

잘못된 식습관이 우리 건강을 위협하고 있다.

현대인은 남녀노소할 것 없이 누구나 바쁜 생활을 한다. 과거 온 가족이 둘러 앉아 같이 식사를 한 것에 비해 근래에는 가족들끼리 함께 밥상을 마주하기도 어렵다. 등교, 출근하는 가족들은 바쁜 아침에 식사를 하지 못한 채 집 밖으로 나선다. 뿐만 아니라 식사시간과 비용을 아낀다고 인스턴트 음식이나 외식으로 해결하다 보니 각종 조미료와 첨가물에 입맛이 길들여져 있다. 또한 서구화된 식생활로 인해 어린아이부터 어른까지, 야채를 멀리하고 육류를 선호하는 이들이 점차 많아지고 있는 실정이다.

물론 최근 먹거리에 관한 관심이 고조되면서 많은 이들이 식생활 문제에 대해 위기위식을 느끼고 있다. 그러나 이처럼 잘못된 식생활이 우리 건강과 삶의 질에 얼마나 큰 영향을 미치는지를 알면서도 대부분의 사람들은 음식을 선택할 때 맛과 편의성만 생각한다.

앞으로 개개인이 스스로 섭생의 문제를 심각하게 받아들여 생활 속에서 개선을 실천하지 않는 한, 먹거리로 인한 질병은 점차 늘어날 것이며 건강에 대한 위협도 높아질 것이다.

다시 말해 건강을 지키기 위한 첫걸음은 어떠한 밥상을 차려야 하는지에 관한 문제이고, 누구에게나 좋은 밥상이 아닌 나에게 가장 적합한 밥상을 차려야 한다는 것에 초점을 맞추어야 한다. 또한 이러한 건강한 밥상이 차려져야 하는 가장 기본적인 이유들을 살펴봄과 동시에 이를 위한 실천의 노력들이 필요하다.

우리는 평생 동안 얼마나 많은 음식을 먹을까?

우리 몸은 음식을 먹으면서 필요한 영양소를 섭취하게 되고 대사 후 찌꺼기를 배설하는 과정을 끊임없이 거친다. 태어나서 죽을 때까지 수없이 반복하면서 엄청난 양의 음식들을 섭취한다. 대부분의 나라들은 하루 세 끼 식사를 하며, 하루에 세 번 차려지는 이 밥상 위에 수많은 식품들이 조리되어 식탁에 오른다.

인간의 평균수명이 75세라고 생각해 볼 때 평균 1년에 1100번의 식사를 하게 되고 일생 동안 약 8만2천500번의 밥상을 받게 되는 것이다. 거기에다가 무심코 먹는 간식들까지 더한다면 평생 우리가 섭취하는 음식물은 거대한 산 하나를 만들 수 있는 양이다.

그렇다면 이처럼 우리가 일생을 걸쳐 섭취하는 어마어마한 음식물은 과연 우리 몸에 아무런 영향을 미치지 않을까?

우선 이 음식물들은 그때그때 우리 몸에 필요한 영양 성분을 제공하고 우리 몸의 일부를 구성하는 역할을 한다. 또한 몸속에서 다양한 방식으로 합성, 분해되면서 질병의 원인이 되는 독소를 만드는가 하면, 반대로 병을 치유하는 약효를 발휘하기도 한다.

즉 평생 동안 좋은 식품을 선택해 적합한 조리법으로 매 끼니마다 알맞게 섭취하면 우리 몸은 지금보다 건강해질 수 있다. 반대로 몸에 맞지 않은 식품을 아무렇게나 조리해서 지속적으로 섭취한다면 질병의 위협을 받게 된다는 것을 꼭 기억해야 한다.

현대인의 질병들은 잘못 차려진 밥상으로 인해 생긴다

최근 사망 원인의 큰 부분을 차지하는 질병은 암, 당뇨, 고혈압, 심혈관계 질환 등이다. 오래전 사망 원인을 차지했던 페스트, 결핵, 장티푸스, 이질, 콜레라 같은 세균성 질환들은 한때 13세기 유럽을 휩쓸기도 했다. 당시 페스트가 유행되면서 종식될 때까지 유럽 인구의 1/3정도인 약 3000만 명 정도가 목숨을 잃었다.

우리나라에서도 창궐했던 결핵의 경우도 세계적으로 약 1000만

명의 사망자를 냈는데 이 때문에 "결핵의 역사를 보면 전염병의 역사를 알 수 있다"는 말이 생겨날 정도였다.

그러나 19세기 말, 20세기 초부터 급격하게 성장한 현대의학은 전염성 치료의 판도를 바꾸어 놓았다. 1928년 스코틀랜드 생물학자 알렉산더 플레밍Alexander Fleming경이 페니실린을 발명하면서 전염성 질병으로 목숨을 잃는 환자의 수가 급감하고 전염성 질병도 점차 쇠퇴기에 접어든 것이다.

이후 현대 의학은 눈부신 발전을 거듭하면서 거의 치료 못할 병이 없다는 자신감으로 충만했지만, 그것은 지나친 자만이었다. 질병의 역사는 결코 거기에서 멈추지 않았다. 급격히 진행되어 목숨을 빼앗아가는 세균성 질환은 퇴치된 반면, 잘못된 생활습관과 오염된 생활환경으로 인한 질병들과 인체 내 면역과 관련된 질환들이 새로이 등장한 것이다.

그렇다면 과연 이 새로운 생활습관병의 가장 큰 원인으로 지목된 것은 무엇이었을까? 그것은 바로 우리가 일생동안 8만 2천 500번이나 차려진 밥상이었다. 그렇다면 겉으로 보기에는 풍요롭고 다양한 우리 밥상 위에 대체 무슨 일이 벌어진 것일까?

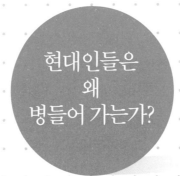

암과 식생활은 어떤 관계가 있을까?

밥상 위의 음식은 우리 몸 안으로 흡수되어 우리 몸의 가장 기본적인 생명을 유지하고, 나아가 우리 몸의 구성 성분이 된다. 다시 말하자면 우리가 먹는 음식이 고스란히 흡수되어 우리 몸의 일부가 되는 것이다.

이것은 굳이 어려운 의학적 설명을 하지 않아도 얼마든지 쉽게 이해가 될 것이다. 매번 세끼의 식사를 인스턴트로 때우는 이와 적절한 식사를 하루 세 끼 먹는 사람은 안색부터 다르기 때문이다. 실제로 음식이 우리 몸의 질병과 건강에 미치는 영향을 몇 가지 사례를 보면 뚜렷해진다.

전 세계에서 매년 암으로 목숨을 잃는 사람은 700만 명 정도이며, 해마다 암 환자가 1000만 명 이상 발생하는데, 1939년부터 1945년까지 제2차 세계대전 중 총 사망자가 4720만 명이라는 점을 감안하면 '암 공포'의 위력을 실감할 수 있다. 또한 암학회에 따르면 55초당 1명이 암으로 생명을 잃고 있다. 유럽연합(EU)에서는 3명 가운데 1명이 암에 걸리며 한 해 170만 명(2004년 기준)이 암으로 죽고 290만 명이 암 환자라고 한다. 그것은 한국도 예외가 아니다.

우리나라의 경우는 전체 사망자 중 28%에 해당하는 6만 7000여 명이 암으로 목숨을 잃고 있으며, 암 발생자 수도 2005년 14만 5858명, 2006년 15만 3237명, 2007년 16만 1920명으로 해마다 늘고 있다.

일반적으로 암 발생 원인은 흡연, 식습관 등 약 80%가 일상 생활습관과 관련되어 있는데, 미국 암연구소(CI)에 의하면 "암 원인의 35%는 식사이며, 술이나 약품, 첨가물까지 포함하면 암 원인 중 40~50%가 입으로 들어가는 식품"이라고 한다.

또한 면역학자인 천자오페이陳昭妃는 "암은 생활습관, 식사와 밀접한 관계가 있다"며 "음식물 섭취는 체내 모든 세포의 영양, 성장, 병변과 모두 관련이 있기 때문에 암 예방은 음식 섭취에서 시작해야 한다"고 지적한다. 최근 암세포를 물리치고 암을 예방하는 데 '영양 면역학(nutritional Immunology 영양과 면역시스템 관계를 연구하는 과학)'이 주목을 받고 있는 이유도 여기에 있다. 우리가 평소 먹는 음식이 면역시스템을 가동시키고 우리의 혈색과 감각, 행동에 직접적인 영향을 미친다는 것이다.

실제로 한 해 100만여 명이 암 진단을 받는 미국인 중 약 3분의 2가 지방과 정제 당분이 많이 든 음식을 좋아하는 반면에 식물성 식품을 거의 먹지 않는다는 사실을 알면 전혀 놀라운 일이 아니다.

밥상을 전통식단에서 서구식 식단으로 바꾸면 질병도 증가한다.

1960년대 이후 산업화 고속 성장이 시작되면서 한국인의 식단도 많은 변화를 겪었다. 그 중의 하나가 바로 서구화된 식생활이다. 육류 위주의 서구식 식생활은 고지방·고염류식인 데다 대체로 섬유질이 부족하다. 이 식단들은 그 자체만으로 콜레스테롤의 과잉섭취가 우려되는데, 또 하나의 문제는 우리의 장 구조가 지나친 육류를 소화하기에 적합하지 않다는 점이다.

우리는 오랫동안 쌀, 콩, 야채 등의 섬유질 식품을 섭취해온 만큼 대장 길이가 서양인에 비해 짧다. 서양인들의 장 길이가 우리보다 긴 것은 일반적으로 소화가 쉽고 부패가 빠른 육류를 빨리 체외로 배설하기 위해서이다. 그러나 장이 짧은 한국인의 경우 육류를 지나치게 섭취할 경우 독이 되는 이상 물질이 서서히 쌓여 40~50대에 이르면 현대병이 발병하게 된다.

이것은 비단 한국인들만의 문제도 아니다. 일본 야마나시 현의 유즈리가하라는 마을은 예로부터 장수촌으로 널리 알려진 곳이었다. 이 마을은 거의 자급자족으로 식생활을 유지하고 있었는데 생선을 한 달에 1~2번 먹고 계란은 3일에 한 개, 고기는 거의 먹지 않았다. 이들이 단백질을 섭취하는 음식은 바로 콩이나 식물성 음식으로 도시 사람들에 비해 두 배 이상의 미네랄과 비타민을 섭취하고 있었다.

그런데 어느 순간 이들의 식생활 문화가 대폭 바뀌었다. 문명이 발달하면서 인공감미료와 착색제 착향료 등이 들어 있는 가공식품이 밥상에 오르고, 무엇보다 단백질 섭취원이 콩에서 육류로 바뀌었다. 그러면서 그 지역에서는 그때까지만 해도 찾아볼 수 없었던 생활습관 병들이 증가했고 중년에 이른 세대들이 그 앞 세대인 부모들보다 먼저 세상을 떠나는 일이 생겨났다. 이는 자연이 주는 재료로 만드는 '전통식단'을 '서구식 식단'으로 바꿀 때 생겨나는 변화를 극명하게 보여준다. 게다가 이런 사례는 식생활의 변화를 겪고 있는 세계 곳곳에서 흔하게 일어나고 있는 현상이다.

실제로 미국 웰링턴 병원의 이안 프레이어 박사 역시 뉴질랜드에 사는 마오리족의 식생활을 조사함으로써 식생활의 서구화 경향이 높아짐에 따라 콜레스테롤 수치, 비만의 정도, 통풍 및 당뇨병, 고혈압, 심장 질환의 발병률이 높아진다는 보고서를 발표했다.

이는 식생활과 건강 사이에 적절한 균형을 이루고 살던 이들이 문명화의 바람에 밀려 전통식을 버리면서 건강까지 잃어버린 안타까운 사례일 것이다.

주부의 장바구니, 바뀌어야 한다

1977년 미국이 국가적 차원에서 발표한 식생활 개선 보고서인 5000쪽에 달하는 '맥거번 리포트' 에는 식생활과 관련해 이런 내용이 적혀 있다. "암이나 심장병 등 만성질환은 육식을 중심으로 한 잘못된 식생활 때문에 생긴 식원병인 만큼 약으로는 낫지 않는다." 현대의학의 선두를 달리고 있는 나라가 국가적 차원으로 이런 보고서를 발표했다는 것은 여러모로 큰 의미가 있다.

물론 식생활을 건강하고 균형 있게 지켜가는 일은 많은 노력을 필요로 한다. 그러나 하루 세 끼 식사를 제대로 하는 것만으로도, 그것이 주는 가치는 얼마간의 돈보다 훨씬 크다. 그럼에도 사실상 우리의 현실은 그렇지 않다.

50년 전 우리나라 전체 가계의 생활비 중에 50%는 식품 구입에 사용되었다. 그런데 지금은 식품 구입비가 전체 지출의 20%가 채 되지 않는 상황이다. 차 구입비, 사교육비, 문화생활비는 꾸준히 증가하고 있는 반면 먹는 음식에 대해서는 깐깐하지 않은 셈이다.

예를 들어 요즘 대부분의 사람들은 농약과 첨가물로 범벅이 된 가공식품과 채소들을 아무렇지 않게 사 먹고, 식품의 질에 대해서는 크게 고민하지 않는다. 배가 고프면 식품 첨가물 덩어리라고 할 수 있는 인스턴트 음식들을 거리낌 없이 사먹고 지나친 단백질 식품으로 비만한 아이들의 식습관도 딱히 교정하려 하지 않고 있다.

그도 그럴 것이 가공식품이나 일반 재배채소처럼 대량 생산되는 제품들은 일단 값이 싸고 조리하기도 쉽기 때문이다. 또한 어느 집이나 이런 음식들을 보편적으로 먹고 있기 때문이다. 실제로 대량 재배 농법이 일반화된 지금은 제대로 된 무농약 친환경 야채나 전통 먹거리를 구하려면 일반 마트에서 파는 음식들의 두 세배 이상의 지출이 생길 수밖에 없다.

예전에는 밭에서 굴러다닐 정도로 많았던 먹거리들을 비싼 돈을 주고 사 먹어야 하는 현실은 안타깝지 않을 수 없다. 그러나 오늘의 옷 한 벌, 구두 한 켤레를 줄이고 그것으로 더 건강한 먹거리를 사서 정성스레 조리하는 일은 그 돈의 지출 이상의 효과를 가져다준다. 건강해지고 싶다면 나와 내 가족들이 일상적으로 먹고 있는 식단을 반드시 점검해보고 그 안에서 장바구니의 혁명을 도모해야 한다. 그것이 그 어떤 병원 약보다 효과 좋은 건강의 첫걸음임을 반드시 기억해야 한다.

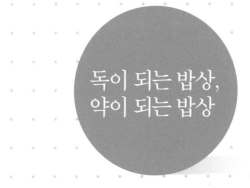

독이 되는 밥상,
약이 되는 밥상

음식에는 독과 약이 공존한다

음식을 먹는 행위에는 두 가지 의미가 있다. 첫째는 생명을 유지
하기 위한 본능에 충실하게 그날 그날 필요한 영양소를 음식물에
서 얻는 것이다. 두 번째는 자신의 몸 상태에 걸맞은 적절한 음식물
을 섭취해서 질병을 예방하거나 병을 치유하기 위함이다.

예로부터 한방의학이 발달한 중국에서는 음식물 속에 독이 있
는 반면, 이 음식물에 또 다시 질병을 치료할 수 있는 가장 훌륭한
약이 포함되어 있다고 믿었다.

비단 중국만이 아니다 "음식물로도 고치지 못하는 병은 약으로
도 고칠 수 없다"고 말한 히포크라테스의 신념에서도 알 수 있듯이
고대 서양 사람들도 음식이 질병을 치유하는 가장 중요한 약재로

바라보았다. 그렇다면 과연 어떤 음식물을 먹어야 우리 몸에 이로운 약을 섭취할 수 있을까? 바로 각 계절에 생산되는 식품들이 다음 계절을 대비할 수 있는 보약이 된다.

예를 들어 은행은 가을에 수확된다. 공손수라고 일컫는 이 은행은 심으면 자신의 대代에서는 수확이 어렵고 자신의 손자 대에 가서 수확할 수 있다는 뜻에서 붙여진 이름이다. 은행은 독성이 약간 포함되어 있어서 흔히 나이 수만큼 먹으라고들 한다. 보통의 건조제품일 경우 약 20g 정도를 권장하는데, 이는 은행의 독성을 약으로 쓸 수 있는 최적의 섭취량인 것이다.

은행은 감甘, 고苦, 삽澁한 성미性味를 갖고 있고, 폐경肺經, 신경腎經으로 들어가 폐의 기운을 수렴하고 숨이 찬 것, 기침이 많은 것, 소변이 너무 많이 나오는 증상을 완화시킨다고 알려져 있으며, 흔히 어린아이의 야제의 증상이 있는 경우 나이 수만큼 구워먹으면 효과가 있다고 한다.

은행은 요리를 할 경우 독성을 완화시키고 부드럽게 먹기 위해 죽으로도 이용되고, 구이, 달걀 속에 가루로 넣어 구워서 아이들의 복통, 설사 치료에도 이용한다. 비록 독성이 있음에도 이 독성을 적절하게 이용해 질병을 치료하는 것이다.

이처럼 거의 모든 식품이 약간의 독성을 가지고 있으나 이것이 인체에 미치는 양이 거의 없으면 무독無毒하다 하고, 설사 독성이 있다해도 인체에 미치는 영향이 미비할 때 이것을 소유독小有毒하

40

다고 한다. 또한 음식의 궁합도 생각하지 않을 수 없다. 식품이 조리되어 음식으로 만들어지는 과정에서, 예를 들어 은행을 생것으로 먹으면 소변을 잘 볼 수 있게는 하지만 어린이의 경우 주의하여야 한다. 따라서 음식으로 먹을 때 우리는 흔히 은행을 익혀서 먹게된다.

또한 서로 성질이 맞지 않은 경우에는 음식궁합이 맞지 않다고 표현한다. 이것은 과학적으로 밝혀진 것도 있으나 대부분 경험으로 알려진 것에 의존해 내려오는 처방이다. 예를 들어 은행의 경우 장어와 같이 먹으면 좋지 않다고 한다. 이렇듯 식품은 성미에 따라 조리하고 서로 배합하여 먹어야 인체에 아무런 해가 없는 것이다.

식품첨가물과 유전자 조작식품(GMO)을 피하라

식품첨가물이 가장 많이 들어 있는 식품은 가공식품이다. 이러한 가공식품들은 대부분 흰 밀가루에 소금과 설탕, 다양한 색소와 방부제 같은 각종 식품첨가물을 첨가해서 만든다. 이것은 맛도 자극적이고 부드러워 먹기에는 좋지만 우리 몸에 필요한 무기질과 비타민, 섬유소 등은 극도로 부족하다.

한때 일본 최고의 식품첨가물 전문가였다가 어느날 자신의 가족들도 소비자임을 깨닫고 사직한 후 첨가물 반대 전도사로 돌아선 아베 스카사의 책은 충격적이기까지 하다. 이 책에 의하면 일본

인이 먹는 첨가물의 양은 하루에 평균 10g이다. 연간으로 치면 무려 4kg이다. 또한 그가 조사한 바에 따르면 일반적인 직장인들은 물론 집에서 요리하는 가정주부들까지도 하루에 40~70여 종의 식품첨가물에 노출되어 있었다.

이런 식품 첨가물들은 장기적으로 암을 발생시키고 다양한 생활습관병의 원인이 되는 것은 물론 최근 아이들의 주의력 결핍, 과잉행동장애, 비만 등에도 절대적인 영향을 미친다. 그러나 식품첨가물만 피한다고 해서 문제가 해결되는 것도 아니다. 현재 우리가 먹는 농산물에도 암암리에 대량의 화학 비료와 첨가제 등의 살포되고 있기 때문이다.

우리나라는 1960~1970년대만 해도 각자의 텃밭에서 먹거리를 길러 먹었다. 그러나 이후 급속도로 진행된 산업화 이후 농촌 인구 비율이 줄어들면서 곡물과 야채, 육류의 국내 생산량도 급감했는데, 그 빈자리를 채우게 된 것이 바로 수입 농산물과 육류들이다.

현재 세계에서 거래되는 곡물의 70~80%는 미국에서 들어온다. 그것도 두 개의 회사가 대량의 농지에서 기계화된 농작 재배 형태로 거두는 대량생산 곡물들이다. 이 과정에서 농약과 제초제, 화학 비료의 사용은 불가피하다. 나아가 이런 식품들을 전 세계로 유통시키기 위해서는 필연적으로 저장 기간을 늘려야 하고, 따라서 엄청난 양의 방부제가 또 다시 살포된다.

현재 우리나라의 식량 자급률은 30%에 불과하다. 이에 따라 우리가 소비하는 밀과 콩, 옥수수는 90%가 외국산이며 육류 또한 60% 이상이 외국에서 수입된다. 그런데 또 하나의 문제는 저장 기간을 늘이기 위해 방부제를 사용하는 것 외에도, 이런 밀과 콩, 옥수수 대부분이 병충해에 강하고 대량생산을 가능하게 하기 위해 유전자를 조작한 식품(GMO)들이라는 점이다. 또한 가축들도 대량으로 사육해 전 세계적으로 공급하려다 보니 사료에 항생제를 섞으며, 나아가 구제역, 조류 독감, 광우병으로부터 안전하지 않다.

그렇다면 우리는 과연 어디에서 건강한 음식물들을 찾을 수 있을까?

약이 되는 밥상은 우리 가까이에 있다

현재 선진국에서는 토종식품 찾기 열풍이 불고 있다. 최근 우리의 먹거리를 책임지고 있는 다국적 종자 회사에서 개발하는 종자들은 대부분 유전자가 조작된 것이고, 이윤을 위해 토종 종자들은 소멸되고 있는 것이다. 이러한 이유로 선진국에서는 슬로푸드를 추구하는 운동본부를 만들어 토종 옥수수나 토종 가축 종자들을 복원하고 보존하기 위한 노력을 하고 있다.

이러한 노력이 아니라도 우리 역시 아직까지 전통 재배 방식으로 생산되는 토종 음식들을 찾아볼 수 있다. 바로 우리 주변 지역에서 생산되는 식품들이다. 지역에서 재배되는 우리 재래 품종들은 대부분 그 지방의 기후와 풍토에 걸맞게 자라난다. 예를 들어 두부를 보자. 서양에서는 콩을 기름 짜는 용도로 재배하고 사용하다 보니, 그것을 두부로 만들었을 때 영양면에서 단백질 함량 차이가 많이 난다. 반면 두부와 된장, 간장 등으로 콩을 키웠던 우리 콩의 경우 단백질 함량이 높아서 영양면에서 월등하다.

또한 우리 콩은 생산한 뒤에 가공 과정이 적고 저장, 유통기한이 짧기 때문에 대량의 방부제 살포 걱정도 덜 수 있을 뿐 아니라, 저장 기간이 길어짐으로써 나타나는 영양소와 맛의 파괴도 최소화할 수 있다.

최근 들어 지역에서 얻을 수 있는 생산물을 적극 이용하는 소비자들이 늘고 있는 것도 대규모 수입식품의 폐해가 널리 알려지고 지역 생산물을 이용해 건강을 지키려는 사람들이 늘어나고 있기 때문이다. 실제로 이런 슬로푸드 운동이 일찍이 시작된 미국의 경우 2000년에 2800군데였던 농산물 직거래 장터 수가 2008년에는 4600군데로 두 배 가까이 늘어났다.

물론 가격 면에서는 일정 정도 비싼 금액을 지불해야 하지만 장기적인 건강상태와 그로 인한 병원비 등을 감안하면 결코 손해 보는 일은 아닌 것이다. 최근 들어 대형 마트는 물론 직거래 시장, 나아가 인터넷에서도 유기농 야채와 곡물들을 주문받을 수 있는 만큼 가능한 한 다양한 경로를 통한 지역의 식품 소비를 고려해보는 것이 좋다.

아무리 맛있게 음식을 조리해도, 그 기본은 좋은 재료이다. 그 재료가 맛이 없거나 건강하지 않다면 온갖 양념으로 맛을 내는 것도 큰 의미가 없을뿐만 아니라, 생명의 원동력이자 우리 몸의 약으로 쓰이는 음식의 본연의 기능에 충실할 수 없다는 점을 기억해야 할 것이다.

PART ● 2

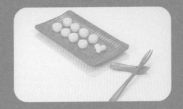

약이 되는 밥상의 비밀

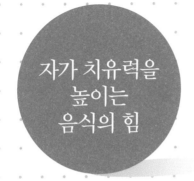

자가 치유력을
높이는
음식의 힘

우리 몸은 스스로 치유하는 면역력이 있다

양방에서 흔히 면역력이라고 칭하는 것을 보자. 사람을 비롯한 모든 동물들은 세균, 진균, 바이러스, 기생충 등과 같은 미생물의 감염에 항상 노출되어 있으며 이로 인해 생기는 질병으로부터 스스로를 방어해야 한다. 면역이란 바로 이때, 인체가 스스로를 지키기 위해 생체 내에 침입한 이물질을 식별하여 대항함으로써 우리 몸을 보호하는 방어체계를 의미한다.

그리고 이를 양방에서는 백혈구 수치로 측정하고 면역력이 낮을 경우 일반인보다 백혈구 수치가 떨어진다는 표현을 사용한다.

한편 한방에서는 면역이 떨어지거나 질병이 나타나는 증상을 기혈허氣血虛 상태, 인체의 장부가 허약해진 것으로 보고, 내적요인, 외적요인, 갑작스런 사고 등에 의한 불외내인 등으로 나누어 살핀다.

예를 들어 아침에 일어나기 힘들거나 몸이 축 처지는 등 극심한 피로감이 느껴지는 증상은 몸 안의 원기가 빠져나가서 면역력이 떨어진 상태(기허)다. 또 가슴이 두근거리고 불안, 초조한 상태(혈허), 몸이 냉하고 추위를 잘 타는 상태(양허), 침이 자주 마르고 피부가 건조한 상태(음허) 등이 모두 몸에 뭔가가 부족한 상태를 의미하는 것이다.

이럴 경우 한방에서는 몸의 부족한 상태를 채워주는 치료를 우선하는데, 혈액 순환을 돕고 몸을 이완시키는 침이나 뜸, 한약 치료 등이 그것이다.

반대로 자주 어지럽고 편두통이 심한 경우, 구토 증상이 있는 경우, 몸이 잘 붓는 경우는 인체 내에서 발생하는 찌꺼기나 노폐물 등이 몸 밖으로 빠져나가지 못하고 몸 안에 쌓인 상태로써, 과도한 음주, 과로, 불규칙한 식사, 오염된 환경, 인스턴트 음식의 과다 섭취, 운동 부족 등으로 인해 면역력이 저하되면서 나타나는 증상이다.

이 경우에는 넘치는 것을 덜어내주는 치료를 한다. 침을 통해 막힌 혈을 뚫어주거나 좌훈이나 뜸을 통해 인체 내의 노폐물이 몸 밖으로 나가도록 하는 치료 등이다.

즉 한방에서는 병의 원인이 면역력을 백혈구 수치만으로 바라보지 않고 이를 생활 습관과 음식, 유전적 영향 등 다양한 원인들로 나누어 살핀다. 단순히 증상을 완화하는 약물 투여나 외과적인 시술 이전에 침 뜸과 식이요법 등 다양한 방법을 사용해 허약해진 장부의 기혈 순환을 도와 우리 몸의 균형을 찾고 자연치유력을 찾아 주는 데 가장 큰 목적이 있는 것이다.

좋은 음식이 인체의 균형을 찾아준다

면역력은 근본적으로 인체의 균형이다. 몸의 균형이 깨지면 우리 몸은 바이러스, 독소, 박테리아, 곰팡이 등에 대항해 인체를 방어하는 능력을 잃어버리게 됨으로써 질병에 쉽게 노출된다. 특히 한방에서 말하는 면역력 강화란, 부족한 부분은 채우고 넘치는 것은 덜어내는 일명 '플러스, 마이너스 건강법' 을 기본으로 한다.

특히 이 같은 인체의 균형을 지키고 면역력을 강하게 유지하려면 무엇보다도 계절에 순응하는 생활이 중요하다. 바로 동의보감에서 말하는 양생법養生法이 그것이다. 더불어 동의보감에서는 버섯류, 인삼, 야채류, 과일류 등이 면역력을 높이는 음식을 많이 섭취할 것을 강조하고 있다.

그렇다면 동의보감에서 말하는 약藥이 되는 음식은 구체적으로 어떤 것들일까? 일단 동의보감에서는 고량진미와 뜨거운 음식을 멀리 하라고 권한다. 지방 함량이 높은 고량진미와 지나치게 뜨거운 음식은 피를 탁하게 만들어 혈중의 콜레스테롤과 중성지방 수치를 높인다는 것이다. 반면 채소 위주의 식단은 혈관을 맑게 하고 혈액 순환을 촉진시켜 양생을 돕는 역할을 한다고 한다. 또한 규칙적인 식사와 소식小食, 시고, 쓰고, 달고, 맵고, 짠 다섯 가지 음식 맛의 조화를 잘 지키는 것도 동의보감이 말하는 건강한 섭생법인데, 한마디로 요약하자면 규칙적으로 먹고, 골고루 섭취하라는 의미일 것이다.

또한 아침은 적당하게, 점심은 든든하게, 저녁은 조금만 먹되 계절과 날씨와 잘 어울리는 음식을 섭취하는 것도 동의보감에서 말하는 유익한 섭생법이다. 예를 들어 여름에는 쓴맛이 나는 음식과 콩류, 봄에는 신맛을 즐기고 보리 음식을 많이 먹고, 가을에는 신맛과 참깨가 들어간 음식을, 겨울에는 짠맛과 수수가 들어간 음식을 즐기라고 권한다.

그렇다면 동의보감에서 이처럼 음식을 강조했던 이유는 무엇일까? 그 답은 어렵지 않다. 바로 이 음식들이 우리 몸의 면역력, 나아가 몸 전체의 균형과도 밀접한 연관을 가지기 때문이다. 실제로 동의보감에서 말하는 면역력과 음식의 중요성은 양방에서도 동의하는 부분이다.

예를 들어 양방에서도 우리 몸의 균형을 잡아주는 대표적인 음식으로 과일과 채소류 등을 꼽는다. 그것은 이 음식들에 많은 비타민 A · C · E 등이 항산화 작용과 함께 면역력을 높여주기 때문이다. 특히 바나나는 백혈구의 구성 성분인 비타민 B_6와 면역을 증강시키고, 항산화작용을 하는 비타민 A, 베타카로틴(β caroten)등이 풍부하게 포함되어 있어 노화를 방지하고 면역력 향상에 도움을 준다. 돌나물, 참나물 등의 나물류와 브로콜리 등도 마찬가지로 면역력을 키워주는 음식으로 손꼽힌다.

그리고 한·양방 모두가 꼽는 건강식 중에 하나가 바로 우리의 전통 발효식품인 김치이다. 이 김치는 말 그대로 종합 면역 증강 음식이라고 해도 과언이 아니다. 예를 들어 김치의 양념에 포함되는 마늘의 알리신Allicin 성분은 살균·정장 효과가 뛰어날 뿐만 아니라 서양에서는 항암 성분으로 알려져 있다. 나아가 또 다른 우리 전통 음식인 된장과 청국장도 면역력 증강에 큰 효과가 있다는 것이 세계 공통의 정설이다. 이 청국장과 된장에 포함된 콩의 발효 물질은 혈전을 분해하고 암 세포의 발생과 성장을 억제하는 것으로 알려져 있다.

면역력을 증강시키는 우리 조상들의 전통 밥상

얼마 전 미국의 건강전문잡지인 〈헬스〉에서 우리나라의 김치를 스페인의 올리브유, 그리스의 요구르트, 인도의 렌틸콩, 일본의 콩요리와 함께 '세계 5대 건강음식'으로 선정한 바 있다. 김치에 포함된 비타민과 섬유소, 유산균 등의 유익한 성분들이 암세포를 억제한다는 것이다.

우리 조상들은 수천 년간 농경사회를 유지해왔다. 농약도, 대량 생산을 할 수 있는 기계도 없었던 시대였던 만큼 이 시기는 결코 먹거리가 풍족하지 않았다. 그 유명한 보릿고개가 다가오면 우리 조상들은 쌀이나 보리쌀 대신에 수수나 조 같은 잡곡들로 밥을 해먹고, 산이나 들판에서 고사리, 도라지, 질경이 같은 나물들을 캐서 먹었다. 심지어 그마저도 없을 때는 메뚜기, 번데기까지 먹었다.

육류 또한 사육한 소나 돼지, 닭 같은 것들은 거의 부자들의 식탁에나 오르는 것이었다. 그래서 가난한 서민들은 부족한 육류를 섭취하기 위해 산이나 들판에서 꿩과 멧돼지, 토끼 같은 야생동물들을 사냥해서 먹기도 했다. 게다가 온종일 몸을 움직이고 일하니 살이 비대하게 찔 이유도 없었다. 다시 말해 부족한 식량 생산량 때문에 1년 중에 몇 절기는 최소한의 음식만으로 굶주림을 견뎠지만, 결과적으로는 지금보다 다양한 음식들을 골고루 먹었다고 할 수 있다.

그런데 불과 반세기가 채 지나기도 전에, 이제 우리가 사는 세상은 많은 것들이 달라졌다. 먹을거리가 넘쳐나고 온갖 산해진미들과 가공식품들이 손쉽게 우리 식탁에 오른다.

하지만 과연 우리 건강은 과거보다 나아졌을까? 잘 먹으면 약이 되지만, 잘못 먹으면 독이 된다는 음식들 중에, 우리는 과연 어느 쪽의 음식들을 더 많이 섭취하고 있을까?

아마 이에 대한 대답은 다들 잘 알고 있을 것이다. 규칙적인 식사를 편안히 하는 것마저 쉽지 않은 상황하에 경쟁이 치열한 사회에서 온갖 스트레스를 받으며 음식마저도 속전속결로 해치우는 세상에서 가공식품이나 인스턴트 식품이 필요악이 되었다는 것은 누구나 아는 사실이다.

그리고 이처럼 식생활 수준이 물질적 수준과 반비례하며 오히려 내리막으로 치닫고 있는 상황에서, 우리 조상들의 전통 밥상은 더없이 그립고 중요한 유산이 아닐 수 없다. 간장과 된장, 고추장 등의 장류, 김치, 음청류(전통 음료)와 같은 발효식품은 우리 조상들이 일상적으로 먹었던 전통음식으로써, 만드는 데 많은 시간이 걸린다. 지금은 만들기도 어렵고 귀찮아 할 뿐더러 쉽게 사 먹기조차 어려워진 이런 음식들이야말로 옛날 우리 조상들의 건강을 지켜준 귀한 음식이었던 것이다.

그러나 우리 조상들의 음식이 훌륭하다고 평가받는 건 단순히 이것들이 긴 시간 동안 만들어졌기 때문만이 아니다. 한 발 더 나아가 우리 조상들의 밥상은 귀한 지혜를 하나 더 가지고 있었다. 바로 음양오행을 지키는 지혜다.

다음 장에서는 우리 몸의 음양을 조절하는 전통 밥상의 기본 원칙에 대해 좀 더 상세히 살펴보도록 하자.

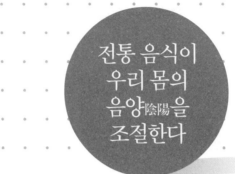

전통 음식이
우리 몸의
음양陰陽을
조절한다

음식에도 음양오행陰陽五行이 있다

우리의 전통적 음식 문화 속에는 음양오행 사상이 짙게 깔려 있다. 음양오행이란 동양의 고대 및 중세의 철학 사조의 하나로써, 이 음양오행 사상에 따르면 모든 사물의 현상은 서로 대립되고 상반되는 속성을 가진 음陰과 양陽으로 이루어져 있다.

또한 이 두 종류의 기氣가 상호 작용하는 과정에서 우주의 기초를 이루는 다섯 가지 물질, 즉 목(木, 나무), 화(火, 불), 토(土, 흙), 금(金, 쇠), 수(水, 물)가 생기고, 그것들이 조화를 이루어 천지 만물이 생겨난다.

음양의 기본적 성질

음陰의 성질	양陽의 성질
정적인 것, 내적인 것, 어두운 것, 찬 것, 물질적인 것, 억제적인 것, 기능이 감퇴되는 것, 하반신, 배, 근육, 취침, 종교, 예술, 철학, 땅, 물, 가을, 겨울, 차가운 것, 무거운 것, 서늘한 것, 명암, 물질, 정지 등	동적인 것, 외적인 것, 맑은 것, 뜨거운 것, 기능적인 것, 흥분되고 기능이 향상되는 것, 상반신, 피부, 가벼움, 정치, 경제, 과학, 하늘, 불, 봄, 여름, 빛, 기능, 활동, 상승, 외향, 항진 등

이런 음과 양의 성질은 단순히 우주와 자연만 지배하는 원리가 아니다. 우리 몸 각 부위, 나아가 우리 몸이 섭취하는 식품에도 반드시 음양오행이 존재한다는 것이 우리 조상들의 생각이었다. 그리고 약이 되는 한국의 전통밥상을 의미하는 한국의 약선 또한 바로 이 음양오행을 기초로 하고 있다.

예를 들어 음식에도 음陰의 성질의 식품과 양陽의 성질의 식품이 나누어져 있다. 또한 이 음과 양의 음식은 각각 적합한 용도가 있다. 예를 들어 몸이 뜨거울 때는 찬 성질의 음식을 먹어 넘치는 화기를 다스리고, 몸이 차가우면 뜨거운 성질의 음식을 먹으면 자연스레 음양을 조절할 수 있다.

또한 우리 조상들은 이 두 다른 성질의 재료를 상호 보완될 수 있도록 잘 섞어 조리했다. 이렇게 음양의 조화가 잘 이루어지면 몸에도 도움이 될 뿐 아니라 맛 또한 풍부해진다.

다시 말해 우리 조상들이 구축한 기본적인 약선 원리는 어째서 한 재료와 다른 재료가 만나야 하는지, 만나면 무엇이 좋은지, 어떻게 하면 더 맛있고 건강에 좋은지를 음양을 통해 파악해 조리하는 것에서부터 시작된다.

음식에서 음양의 조화 및 오행을 살펴보면,

목(木)은 동쪽, 봄, 푸른색, 신맛(酸)을 의미하고
화(火)는 남쪽과 여름, 붉은색, 쓴맛(苦)을 의미하며
토(土)는 중앙, 환절기, 노란색, 단맛(甘)을 의미하고
금(金)은 서쪽과 가을, 흰색, 매운맛(辛)에 해당되며
수(水)는 북쪽과 겨울, 검은색, 짠맛(鹹)에 해당한다.

이처럼 우리 조상들은 계절에 따라 그 절기에 맞는 식품을 섭취했고, 인체의 약한 기관을 보양하기 위해 위의 음양오행에 따라 보신 음식을 섭취했다.

또한 재료의 오기五氣와 성미性味도 고려해 조리했는데, 각각의 성은 열熱, 온溫, 평平, 량涼, 한寒으로, 미味는 산고감신함酸苦甘辛鹹으로 나누어졌다.

음양으로 살피는 음식 구분

구분	음陰의 성질	양陽의 성질
특징	몸을 시원하게 진정시키며 소염 작용을 함으로써 혈압이 높거나 쉽게 흥분하는 사람들에게 좋은 식품들이다.	몸을 따뜻하게 하는 성질의 음식들로 양기를 증가시키고 혈액 순환을 촉진시켜 빈혈이나 냉증이 있는 사람에게 좋다.
식품	**동물성식품** 돼지고기, 오리고기, 다슬기, 해삼	**동물성식품** 소고기, 염소고기, 개고기, 닭고기, 새우, 연어, 섭조개(홍합), 사슴고기, 참새고기
	식물성 식품 메밀, 율무, 녹차, 배, 사과, 감귤, 밀, 녹두, 보리, 조, 시금치, 무, 가지, 연근, 토마토, 파래, 다시마, 죽순, 수박, 참외, 오디, 보리, 밀, 오이, 우엉, 콩나물, 유자, 김, 미역, 간장, 된장, 소금, 참기름	**식물성 식품** 달래, 호두, 대추, 밤, 매실, 석류, 복숭아, 수수, 모과, 호박, 마늘, 향신채, 파, 생강, 소회향, 부추, 찹쌀, 산약, 황률(밤), 대추, 잣, 호박, 파, 술, 흑설탕, 콩기름, 고추

음은 양을 찾고 양은 음을 찾는다

　앞서 우리는 이 음양의 이치가 세상의 모든 것에 적용되는 불변의 원리이자 현상이라는 점을 살펴보았다. 실제로 음양은 자연의 모든 동식물을 포함해 인간에 이르기까지 밀접한 관계가 있다. 예를 들어 우리가 섭취하는 식품을 비롯한 야생에서 자라는 식물에게도 마찬가지이다. 한 예로 인삼의 경우는 더운 곳보다는 서늘한 곳에서 더 잘 자란다. 이는 인삼 자체가 열을 내포하고 있기 때문이다. 또한 차가운 성질로 분류되는 더덕의 경우는 따뜻한 양의 기운을 찾아 햇빛을 따라 덩굴을 감으며 기어오른다.

이 같은 음양의 조화들은 나아가 음식을 먹을 때도 뚜렷하게 나타난다. 녹차의 경우 차가운 성질을 갖고 있으므로 따뜻하게 마시는 것이 몸에 이롭다. 이처럼 어떻게 조리하느냐에 따라서도 음양의 조화가 이루어져 소화도 잘되고 장기에 부담도 없게 되는 것이다.

한국 전통약선도 결과적으로는 이 음식의 음양을 조절하여 균형이 깨진 몸을 되살리는 치유의 밥상을 의미한다. 나아가 한국약선은 한 개인의 몸 상태에 따라서도 음식을 통한 음양 조절을 시도한다. 만일 타고난 체질이 양인 사람은 주로 음의 음식을 먹어 균형을 잡아야만 본연의 생명 에너지를 생성시킬 수 있다.

다시 말해서 음의 생명체는 양성의 음식을, 양의 생명체는 음성의 음식을 섭취해야 비로소 균형 잡힌 생리대사가 이루어지는 것이다. 또한 음은 양을 향해, 양은 음을 따라가는 생명의 식탁은 수백만 년 동안 자연을 움직여온 힘을 느끼는 일일 뿐만 아니라, 앞으로 만성적인 통증이나 현대병에 대한 적극적인 치유법도 될 수 있다.

음양과 오행의 조화가 몸의 균형을 되살린다

음양은 기본적으로 네 가지 성질을 가진다. 바로 상호대립相互對立과 상호의존相互依存, 상호소장相互消長, 상호전화相互轉化이다. 이는 음과 양이 별개의 것이 아닌 서로 반응하며 긴밀하게 연결되어 있음을 보여주는데, 바로 이 음양의 조화가 잘 어우러져야 우리 몸의 치유력과 생명력도 균형을 잃지 않고 나아갈 수 있다.

계절에 따른 음과 양의 상승과 하강

봄	만물이 소생하는 계절로 양기 증가하고 몸의 기운 상승하는 시기이다.
여름	양기가 최고에 이르는 시기로 적당한 운동으로 양기 발산하는 것이 좋다. 상승한 양기로 인해 심장의 열이 더해질 수 있는 시기이다.
가을	만물이 결실을 맺는 시기로 몸의 양기를 수렴하는 시기이다. 지나친 양기 발산은 폐를 손상시킨다.
겨울	만물이 잠자는 시기로 몸의 기운을 많이 발산하지 않는 것이 좋다. 무리하면 신장의 손상이 온다.

뒤에서 더 상세히 살피게 되겠지만, 위의 표는 한국약선에서 어째서 계절별 음식을 중시 여기는지를 보여준다. 각 계절별로 우리 몸의 음과 양의 상승과 하강이 일어나는 만큼, 각 계절에 알맞게 그 기운을 보완해주는 계절음식이 건강에 큰 도움이 되는 것이다. 즉 계절마다 적합한 음식을 섭취하는 것은, 우리 몸의 음양균형을 유

지하는 데 더없이 큰 도움이 된다.

또한 한국 전통 밥상에서는 음양과 동시에 오행 역시 음식의 균형에서 중요한 지표 역할을 한다. 모든 만물은 각각의 성질, 작용, 형태에 따라 5가지로 분류되고, 이것이 인체 내 장부, 조직, 생리 및 병리 현상에 영향을 미친다.

이 오행五行은 목木, 화火, 토土, 금金, 수水로 분류되는데 이것이 간肝, 심心, 비脾, 폐肺, 신腎을 뜻하는 오장五臟과 담膽, 소장小腸, 위胃, 대장大腸, 방광膀胱, 삼초三焦를 뜻하는 육부六腑, 나아가 뇌惱, 수髓, 골骨, 맥脈, 담膽, 자궁子宮을 뜻하는 기항지부奇恒之腑에도 영향을 미친다. 이 모든 인체의 장부를 구성하고 생리 활동을 하는 가장 기본 물질은 정精, 기氣, 신神, 혈血, 진액津液인데, 이 역시 음양오행의 영향을 받는다.

목(木) 간장 - 녹색

녹색은 목(木)에 해당되는 빛깔로 우리 몸에서 간肝, 담膽, 근육과 연결된다. 우리가 많이 먹는 녹색 야채들은 간장의 기능을 도와주고 신진대사를 원활히 한다. 푸른 잎의 엽록소인 클로로필은 조혈작용을 도와 빈혈을 예방하는 효과가 있다.

또한 올리브유의 녹색은 동맥경화를 일으키는 콜레스테롤을 낮춰준다. 시금치의 경우, 각종 비타민과 영양소가 포함된 대표적인 녹색식품이다. 이 외에도 쑥갓, 시래기, 브로콜리 등도 권장할 만한 녹색 식품이다.

화(火) 심장 - 적색

적색은 오행에서 화火에 속하는 빛깔로 우리 몸의 심장, 소장, 혀 등과 연결돼 있는 기운이다. 예를 들어 토마토의 라이코펜Lycopene 은 고혈압과 동맥 경화를 예방하는 성분이 포함되어 있어 심장을 건강하게 하는 데 도움이 된다. 또한 포도의 폴리페놀Polyphenol, 붉은 고추에 들어 있는 캡사이신Capsaicin 등에는 항암 효과가 있다. 그 밖에 건강에 좋은 붉은색 식품으로는 딸기, 감, 자몽, 대추, 구기 자, 오미자 등이 있다.

토(土) 비장 - 노란색

황색은 토土에 속하는 빛깔로써 우리 몸의 비脾, 위胃, 입과 연결 된다. 이 노란색 음식은 주로 소화력을 증진시키는 기능이 훌륭하 다. 단호박의 경우 죽을 해 먹거나 간편하게 쪄 먹으면 위장의 기능 을 강화시킨다. 노란색 식품이 풍부하게 포함하고 있는 카로티노 이드Carotinoid 성분은 면역력을 증진시키고, 혈당을 낮추고 노화를 방지하는 효과가 있다. 감귤, 오렌지, 망고 등의 노란색의 식품들은 비타민 C의 보고이다. 또한 카레에 들어 있는 강황역시 항암 효과가 있다. 그 밖에 당근, 파인애플, 감 등도 대표적인 노란색 식품이다.

금(金) 폐장 - 흰색

백색은 금金에 해당되며 우리 몸의 폐, 대장, 코와 연결된다. 이 흰색 식품은 폐와 기관지가 약한 사람에게 도움이 되는데, 그 중에 감자는 항알레르기, 항염증 기능이 탁월하다고 알려져 있다.

또한 양파는 고혈압을 예방하며, 양배추 역시 항암 효능이 있는 것으로 알려져 있다. 도라지, 더덕 역시 기침에 명약이며, 그 밖에 마늘, 무, 배, 연근 등도 훌륭한 백색식품이다.

수(水) 신장 - 검은색

검은색은 수水에 속하는 빛깔로써 우리 몸의 신장, 방광, 귀, 뼈 등과 연결된다. 예로부터 우리 조상들은 회복기의 환자에게는 검은콩과 검은깨를 먹였다.

이 검은색 식품들은 조혈, 발육, 생식 등을 담당하는 신장의 기능을 강화하는 데 효과가 있다. 검정색을 내는 안토시안Anthocyan은 검정콩, 흑미, 검은깨 등에 풍부하게 포함되어 있고, 여기에는 노화의 원인으로 알려진 활성산소를 중화시키는 항산화 효과가 있다.
그 밖에 목이버섯과 김, 오골계, 흑염소 등도 잘 알려진 흑색 식품
이다.

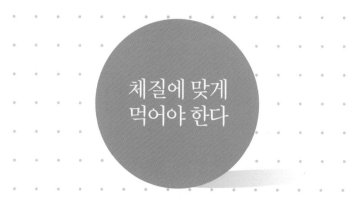

체질에 맞게
먹어야 한다

좋은 음식도 체질에 따라 다르다

체질이란 본질적으로 우리 몸이 가진 성질과 바탕을 말한다. 이 체질은 개개인마다 다른데 일생 동안 거의 변함이 없고, 유전인 경우가 많다. 나아가 이 체질은 각자 살고 있는 지역의 풍토, 생활 습관 등에 따라서도 많은 차이가 있다. 한 예로, 동양 사람과 서양 사람은 장腸 길이와 위胃 크기가 달라서 체질, 나아가 소화 기능이 다르다. 동양 사람의 위는 1.5 l 의 용적이지만, 서양 사람의 경우는 1 l 정도이다. 또한 장 길이도, 동양 사람은 7m나 되지만, 서양 사람은 4m 정도이다.

이 같은 체질상의 차이로 인해 서양인은 적은 양만 먹어도 충분한 영양분을 얻을 수 있는 육식을 선호하게 되었고, 반면에 동양인은 1.5 *l* 라는 큰 위를 포만감 있게 채워주고 영양분까지 공급받을 수 있는 식물성 식품을 선호하게 되었다. 즉, 동양 사람과 서양 사람이 각각 다른 체질을 통해 서로 다른 식생활 방식을 구축해온 것처럼, 같은 한국인 사이에도 체질마다 선호해야 할 음식이 다른 경우가 많다.

예를 들어 인삼은 어떤 사람에게는 보약이지만, 어떤 사람에게는 큰 도움이 안 된다. 어떤 이에게는 구하기 쉬운 대추나 보리가 더 좋은 약이 되기도 한다. 그런가 하면 누구에게나 좋다고 여겨지는 현미도 사실상 어떤 이에게는 해로운 먹을거리가 될 수 있다. 이처럼 사람마다 음식의 효능이 다른 것은 그 사람의 체질과 음식의 성질이 잘 맞거나 잘 맞지 않기 때문이다.

실제로 우리 한의학은 예로부터 증치요법과 체질요법으로 나뉘었다. 증치요법이란 이제마 선생이 사상체질론을 제시하기 전에 주로 행해지던 요법으로써, 인간을 수동적인 측면에서 바라본 것이다. 이 요법은 인간은 주위 환경에 영향을 받고 살아간다는 점에 촛점을 맞추어 인간 개개인이 갖는 특성은 중요시하지 않은 반면 인체의 허실虛實 개념을 중요시여겼다. 병은 정기正氣가 부족해서 생기거나(허증, 虛症), 사기邪氣가 지나쳐서 생긴다고(실증, 實症)보면서, 허증은 보補하고 실증은 사瀉한다는 보법補法과 사법瀉法을 기본 치료법으로 하였다.

그러나 이처럼 체질 개념이 명확하지 않고 모호하게 거론되었던 한의학은 동무東武 이제마(1837-1900) 선생이 〈동의수세보원〉을 통해 사상인, 즉 태양인, 태음인, 소양인, 소음인으로 규정하고 이들의 생리, 병리, 치료, 약리 등의 특징을 설명함으로써 본격적으로 체질의학으로 발전할 수 있었다.

이제마 선생은 사람은 용모, 성격, 취미, 특성, 생활습관, 체질에 따라 각각 다른 특성을 갖는다고 했다. 이것은 같은 병에 걸렸다 해도 사람마다 다른 치료 방법(동병이치, 同病異治), 다른 약물, 다른 용량을 사용해야 하며, 각 개인의 발병 원인과 증세를 기초로 치료하는 것은 물론 체질 특성이 상응되어야만 병의 경과, 예후豫後를 짐작하고, 이에 따른 대책을 세울 수 있는 올바른 치료가 행해진다는 것이다. 반면 다른 병이라도 같은 처방을 사용할 수 있다는 점도 강조했다(이병동치, 異病同治).

또한 각 체질에 따라 잘 걸리는 질병과 개인의 성격까지 결정되며, 평상시 체질에 맞는 음식을 섭취하면 보약을 먹는 것보다 낫고, 체질에 맞지 않는 음식을 즐겨 섭취하면 자신도 모르는 사이에 건강에서 조금씩 멀어지게 된다고 강조했다.

체질론은 고대부터 존재했다

요즘같은 세상에서 우리 몸이 음식까지 체질에 맞게 음식도 섭취해야하는지 궁금할 것이다. 그렇다면 이러한 체질론이 조선시대에 갑자기 생겨난 학설이 아니라, 아주 오랜 과거부터 존재해왔다는 점에 조목해보자.

예를 들어 서양에서는 의학의 아버지라고 할 수 있는 고대의 의학자인 히포크라테스가 인체를 혈액, 점액, 담즙, 흑담즙 등 네 가지 기본 요소로 나누고, 이 비중이 얼마나 되는지에 따라 다른 처방을 내렸다. 또한 그 후 약 500년이 지나서는 갈레누스가 인간을 네 가지 기질로 구분할 수 있다는 사기질론四氣質論을 주장하였다.

갈레누스는 다혈질, 점액질, 담즙질, 우울질의 네 가지 기질로 인간을 설명했는데. 다혈질(多血質-실업가형)은 온정적, 사교적, 감정적, 흥분이 빠르고 명랑하다고 보았고, 점액질(粘液質-학자형)은 냉정하고 정적이며 인내심이 강하고 완고하다고 보았다.

또한 담즙질(膽汁質-지사형)은 참을성이 없고 정서적이며 용감하고 객관적인 성향을 나타낸다고 보았고, 우울질(憂鬱質-성직자 및 도덕가형)은 인내심이 강하고 지속적이나 우울하고 주관적이며 보수적이라고 보았다. 그러나 이것은 인체의 해부학적인 연구나 생리학적인 연구가 있기 이전의 하나의 가설에 불과하다.

고대의 체질론

1) 히포크라테스의 기질론 색 : "인체는 혈액, 점액, 담즙, 흑담즙 등 네 가지 기본 요소로 구성되어 있다. 이 4가지가 적당한 비율로 섞여 있지 않고 어느 하나가 너무 많거나 적으면 지배적인 체액에 따라 기질이 결정된다."

2) 갈레누스의 4기질론 : 갈레누스는 히포크라테스의 체액 병리설을 기초로 이 체액들이 인간의 기본적인 기질을 결정한다는 4 기질론을 발전시켰다. "인간은 다혈질, 점액질, 담즙질, 우울질, 총 네가지 기질로 구분된다."

3) 인도 아유베다의 기질론 : 인간을 공空, 지地, 수水, 화火, 풍風의 5대 원소의 결합으로 여기는 동시에, 인간의 정신적 기질 또한 사트바, 라자스, 타마스의 3 가지로 분류하고, 생물학적 기질 즉 도샤 dosha라 부르는 체질을 바타vata, 피타itta, 카파kaha의 3 가지로 분류했다.

　마지막으로 동양의서 중 최고의 원전인 〈내경〉에 기재된 음양론陰陽論에 근거한 음양이십오태인론陰陽二十五態人論도 일종의 체질론이다.

　오태인五態人이란 음양화평지인陰陽和平之人을 중심으로 태양지인太陽之人, 태음지인太陰之人, 소양지인小陽之人, 소음지인少陰之人으로 나눈 것이다. 다만 사상의학에서는 사상인의 몸(장부)과 마음의 사단四端을 기준으로 구분한 반면 오태인은 음과 양의 경중을 가지고 구분한 것으로 각각의 차이가 있다.

동무 이제마 선생의 사상체질에 대해 알아보자

　체질에 관한 연구는 기원전부터 오늘날까지 여러 유형으로 꾸준히 진행되어왔고, 우리나라 역시 우리 민족의 체질에 관해 꾸준히 연구를 해왔다.

　그 중에서도 가장 보편적으로 알려져 있는 것이 19세기 말경 유학자이자 명의로 잘 알려진 이제마 선생에 의해 체계화된 사상체질이다.

　이제마는 함경남도 함흥에서 태어난 한의학자로, 임상 활동은 물론 각종 의학 서적의 탐독을 통해, 인체가 사상四象으로 이루어졌다는 사상의학四象醫學을 체계화한 사람이다.

　사상이란 주역周易의 기본 원리로서, 천지창시天地創始의 원소라고 하는 음陰과 양陽을 각각 둘로 나눈 것이다. 이 학설은 음과 양은 모두 강한 기운과 약한 기운이 내포되어 있다고 보는 데서 생겨났다. 음과 양 모든 우주의 생성 과정과 하늘의 천체, 지구 위의 사방위(동·서·남·북)와 사계절 등과도 관련이 있고, 몸 안의 여러 기관과도 밀접한 관계가 있다고 보는 것이다.

이제마 선생은 한국인의 체질을 네 가지로 분류했는데, 이 구분은 장부의 기능적인 허실강약虛實强弱을 중심으로 성격, 체형, 용모, 태도 행동, 피부, 맥脈의 형태 등을 파악해 설명하는 체질의학이다.

사상의학의 원칙

각 사상체질은 생리, 병리는 물론 심성에서까지도 일정한 유형을 나타낸다. 따라서 질병을 치료할 때나 허약한 체질을 개선하려고 할 때, 자연물의 소산인 약물이나 식품에서 그 특징을 잘 이용해 체질을 보완하면 가장 훌륭한 치료 방법이 될 수 있다.

첫째, 체질은 평생 변하지 않는다. (체질 불가변의 원칙)

둘째, 네 가지 체질 이외에 다른 체질은 있을 수 없다.

　　(예외 인정 불허의 원칙)

셋째, 각자의 체질에 해당하는 식품과 약물이 아니면 쓰지 않는다.

　　(약물 혼용 불가의 원칙)

이 체질의학은 우선적으로 체질은 바꿀 수 없다는 것을 전제로 하므로, 체질 감별이 아주 중요하다. 사실상 이것은 쉽지 않은 일인데 원래 체질이 태양인, 태음인, 소양인, 소음인으로 나뉜다 해도 각각의 경계가 뚜렷하지 않기 때문이다. 예를 들어 각 체질에 경계가 되는 면에 접해 있는 사람은 두 가지 성향을 나타낼 수 있고 또 태양인이라 하더라도 소양인에 가까운 성향, 태음인에 가까운 성향을 나타낼 수 있다.

사상 체질에 따른 외모와 장부적 특징

구분	외모	장부적 특징
태양인 (太陽人)	사상인들 중에 숫자가 많지 않은 체질로, 체형은 가슴의 윗부분이 발달했다. 목덜미가 굵고 실하며 머리가 크다. 대신 허리 아래 엉덩이가 빈약하고 다리도 불안정하다. 하체가 약하니 오래 걷거나 서 있지 못한다. 용모가 뚜렷한 편이고, 살은 단단하다. 살갗은 윤기가 있고, 근육이 잘 발달되어 있다. 얼굴은 둥글고 잘생긴 편이며 붉은색이 감돌고 눈에는 정기가 감돈다. 성격은 과격하고 조급하면서 활달하다. 두뇌가 좋고, 추진력이 강하다.	폐대간소(肺大肝小) : 기능이 좋은 반면 간 기능은 약하다. 소변량이 많다. 배설만 잘 되면 큰 이상이 없는 것이지만, 더위를 못 견디고 쉽게 지친다. 몸이 노곤하고 무겁다는 증상을 자주 호소한다. 음식물을 제대로 소화하지 못할 때도 많다.
소양인 (少陽人)	비교적 구별이 쉽고 그 수도 많은 편이다. 가슴 부위가 충실한 반면 엉덩이 아래가 약하다.	비대신소(脾大腎小) : 위장은 좋지만 신장이 약하며, 몸에 뜨거운 기운이 많으므로 열을 내리는 음식을 권한다.

구분	외모	장부적 특징
	말하는 것이나 몸가짐은 민첩하고 때로는 가벼워 보인다. 땀이 잘 나지 않아 살갗이 건조하고 근육은 탄력이 있다. 눈이 빛나고 입술은 얇고 오똑한 콧날에 턱이 뾰족해 인상이 날카롭다. 활동적이며 감수성이 예민한 편이다. 가끔 키가 작고 용모가 단정하여 마치 소음인처럼 보이는 사람도 있다.	몸에 문제가 생기면 변비가 생긴다. 대변을 보지 못하면 가슴이 답답하고 고통스러워 한다.
태음인 (太陰人)	비교적 많은 체질로 뼈대가 굵고, 손발, 이목구비 등이 크고 몸집도 크다. 상체는 약하고 하체가 강한 편으로, 목덜미는 짧고 가늘지만 허리가 굵고 키가 크다. 살갗은 거칠고 조금만 움직여도 땀이 많이 나서 무더운 여름에 견디기 힘들다. 피부색은 다소 검고 듬직해 보인다. 체형이 뚜렷하므로 확연히 체질을 구분할 수 있지만 소음인과 비슷한 외모도 간혹 있다.	간대폐소(肝大肺小) : 간과 위장 기능은 좋은 반면 폐 · 대장 · 피부가 약하다. 땀이 많고 호흡기와 순환기 계통이 약하다. 위장 기능이 좋아서 동물성 단백질, 허약한 폐의 기능을 보호해 주는 식품이 좋지만 먹는 양에 신경을 써야 한다.
소음인((少陰人)	보통 키가 작고 체격도 작은 편이나, 비교적 균형이 잡혀 있다. 상체보다 하체가 발달해서 가슴이 좁고 엉덩이가 크다. 허리는 보통이지만 다리는 굵다. 걸을 때는 앞으로 수그린 모습이 많다. 전체적으로는 체격이 작고 마르고 약하다. 얼굴이 둥글고, 피부는 희고, 살갗은 부드러우며, 땀구멍이 치밀해 땀이 많지 않다. 성격은 조용하고 의지가 굳다. 세심하고 조직력이 있으며, 판단력도 빠른 편이다.	신대비소(腎大脾小) : 신장 기능은 좋지만 비위의 기능이 약하다. 음식에 욕심이 없고 설사도 자주 한다. 소음인 중에는 평생 위장병을 앓는 사람도 많다.

이제마 선생의 체질 구분은 질환을 치료할 때도 마찬가지로 적용된다. 각 개인의 체질에 따라 차이가 있으므로 그 체질적 차이를 감안해 동일한 병도 치료 방법을 다르게 적용할 필요가 있다는 것이다. 다시 말해 똑같은 약이라 하더라도 복용하는 사람의 건강상태, 증상 등에 따라 그 효과가 차이, 나아가 부작용이 나타날 수 있는데, 이것은 사람마다 각기 체질이 다르기 때문이라는 것이다.

이 같은 사상의학의 기본 개념은 "체질에 따라 약물을 섭취하여야 한다"는 사상약성관에 따라 사상인의 요약要藥으로 나누고, 이것을 각 체질에 따라 좋은 약재를 선별하여 분류하며 또 사상체질의 병증에 맞게 치료해야 한다는 개념을 설명하고 있다.

즉 사상체질 별 장부의 대소大小에 근거하여 "큰 장기는 사瀉하고 작은 장기는 보補해야 한다"는 치료 원칙을 세워 처방하는 것이다. 그렇다면 각각의 체질에 따른 처방은 어떤 방식으로 이루어지는지 살펴보자.

태양인의 처방

태양인은 폐대간소肺大肝小의 특징과 과양음소過陽陰少, 간허肝虛의 병인병리의 기제에 근거하여 사양보음瀉陽補陰의 원칙으로 처방을 조성하여 모든 병을 치료한다. 대표적인 처방으로는 오가피장척탕, 미후등식장탕이다.

75

태음인의 처방

태음인은 간대폐소肝大肺小의 특징과 "혈血이 탁하고 기氣가 삽澁하다"는 병인 병리의 기제에 근거하여 통리通利, 보폐補肺, 사간瀉肝의 원칙으로 처방을 조성하여 치료하는데, 대표적인 처방은 태음조위탕, 갈근해기탕, 청심연자탕, 열다한소탕, 마황정통탕, 마황정천탕, 우황청심환, 녹용대보탕 등 59개의 처방이 있다.

소양인의 처방

소양인은 비대신소脾大腎小의 특징과 과양손음過陽損陰, 신허과열腎虛過熱의 병인병리의 기제에 근거하여 청열淸熱, 사양瀉陽, 보음補陰, 보신補腎의 처방을 원칙으로 치료하고, 대표적인 처방으로는 형방패독산, 형방도적산, 육미지황탕, 십이미지황탕 등이 있다.

소음인의 처방

소음인은 신대비소腎大脾小의 특징과 혈탈기패血脫氣敗, 비허과냉脾虛過冷하다는 병인 병리기제에 근거하여 온보溫補, 산한散寒, 보비위補脾胃, 온신溫腎의 원칙으로 처방을 조성하여 치료하는데, 대표적인 처방으로는 황기계지부자탕, 인삼계지부자탕, 팔물군자탕,

향부자팔물탕, 적백하수오관중탕, 관계부자이중탕, 관중탕 등이 있다.

PART ● 3

우리 몸을 되살리는 한국 전통
체질약선

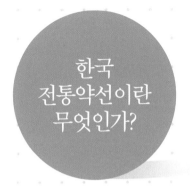

한국
전통약선이란
무엇인가?

약이 되는 밥상을 꿈꾸다

예로부터 한국의 전통 음식 문화에는 약식동원藥食同源, 의식동
원醫食同源이라는 말이 있었다. 이는 "식품과 약의 근원이 같다"는
의미로써 음식으로 병을 고치는 한의학의 전통 개념에 충실한 것
이다. 그렇다면 음식은 어떤 방식으로 우리 몸에서 약과 의사 역할
을 하는 것일까?

그것은 바로 음식과 음식 사이의 조화, 나아가 우리 몸과 음식
사이의 조화에서 시작된다.

우리 몸은 일생 동안 매우 다양한 영양소를 필요로 한다. 아무리
좋은 음식도 한 가지만 먹는다면 지나치게 섭취된 영양소를 처리
하는 데 다른 영양소가 필요하므로 이로 인해 상대적인 부족증이

생길 수 있다. 또한 대부분의 음식들은 적당히 먹으면 좋은 작용을 하지만 지나치게 먹게 되면 오히려 해로운 것으로 변한다.

다시 말해 약이 되는 밥상이란 좋은 음식 한두 가지를 골라먹고 나쁜 음식 한 두 가지를 피하는 것이 아니라, 좋은 음식이 좋은 성질을 유지하도록 하고 나쁜 음식도 해가 되지 않도록 우리 몸과 조화시켜 먹는 식사를 말한다.

그러려면 우리가 섭취한 음식 성분들이 서로 보완하고 경쟁할 수 있도록 여러 가지 음식을 골고루 섭취하는 것이 중요하는데, 이처럼 밥상의 조화를 통해 음식을 약처럼 유익하게 섭취하려는 노력이 바로 한국 약선의 기본 개념이다.

한국 약선은 '약藥이 되는 한국음식' 이라는 뜻으로, 사계절 동안 한반도에서 산출되는 생산물로 한의학 기초사상인 약식동원藥食同源에 충실하게 식품, 생약, 향약, 한약재를 이용한 건강식健康食, 보양식補陽食, 환자식患者食, 질병疾病 예방식, 별미식 등의 한방요리韓方料理를 일컫는다. 즉 성분과 효능 중심의 영양학이 아닌 식품의 근본 성미性味, 효능效能 등을 일상식에서 활용한 것이다.

한국 약선의 목표

① 음식을 소화하기 쉽게 한다.

② 적절한 조리법을 통해 영양 및 약리효과를 보존·향상시킨다.

③ 음식의 모양을 좋게 한다.

④ 음식의 풍미를 증진시킨다.

⑤ 음식의 기호성을 높인다.

⑥ 음식에 안전성을 부여한다.

⑦ 식생활에 다양성을 선사한다.

한국 전통 약선의 역사

한방 약선에는 음식으로 병을 치료하는 '식료'와 음식으로 몸을 보양해 질병을 예방하는 '식양'이 있는데, 인류의 건강 음식(약선)은 아주 긴 역사를 갖고 있다. 사기의 「보삼황본기史記*補三皇本紀」에서부터 신농씨神農氏의 「이혁편편초목以赫鞭鞭草木」, 「시상백초始嘗百草」, 「시유의약始有醫藥」도 그 일부다.

또한 은殷나라의 재상이자 요리와 '탕약湯藥의 신'이라 불렸던 이윤伊尹도 질병 치료와 방제 탕약을 조제하였고, 이후 한방의서인

「상한론傷寒論」, 「황제내경黃帝內經」, 「신농본초경神農本草經」 등의 저서들을 써냈다. 즉 약선의 발전은 이처럼 한약의 발전과 함께 이루어졌는데, 엄밀히 말하면 이보다 더 일찍이 상고 원시시대 후기부터 시작되었다고 볼 수 있다.

예를 들어 원시의 사람들은 생산과 생활을 위하여 평야에서 식물을 찾는 과정에서 필연적으로 약리작용을 지니고 있는 유독 물질을 먹게 될 수 밖에 없었다. 이들은 그로 인하여 구토, 복사, 마비 등의 부작용을 겪었고, 이로 인해 어떤 물질들이 인체에 영향을 주는지 주의 깊게 관찰하게 되는 계기를 얻었으며, 이러한 반복적인 경험을 통해 점차적으로 이런 물질들의 효능을 이용하게 되었다.

그렇다면 한국의 약선은 일반 음식과 어떻게 다를까?

일반 음식은 먹는 사람의 건강 상태와 음陰, 양陽, 허虛, 실實, 질병의 유무有無, 식품의 기호嗜好, 조리법 기호 등을 고려하지 않고 제공된다. 하지만 약선은 이 모든 사항을 고려해 만든 일종의 개개인의 특성을 고려한 '맞춤 음식'이라고 할 수 있다.

즉 약재와 식품의 성미性味를 또 다른 하나의 약물로 이용해 여러 질병을 예방하고 질병의 근원 치료를 목적으로 한다는 것이 큰 차이점인 것이다.

약선에 대한 이해

1) 약선은 한의학적 원리를 기초로 한다

약선을 막연히 약이 되는 음식이라거나, 음식에 몸에 좋은 약재를 넣는다고만 생각해서는 안 된다. 약선은 단순한 밥상 차림이나 약재를 포함한 조리를 넘어 동양의학의 원리에 충실한 밥상이다. 즉 의학적 원리를 기초로 병증을 진단하고 음식을 처방하는 것이다. 다시 말해 진정한 약선은 음식을 먹어 그 효능이 입증될 수 있도록 하는 결과까지 포함한다.

2) 약선의 재료 선택은 한의학의 원리에 따라 선별한다

인간의 몸은 스스로도 음양의 조화를 지향한다. 이를 양방에서는 항상성, 한방에서는 항해승제론이라고 한다. 하지만 우리 몸은 여러 이유로 완벽하게 음양의 조화를 이루기가 어렵고, 그 편차가 심해지면 병이 난다. 따라서 약선은 병자는 아니되 음양의 균형점에서 벗어난 우리 몸을 꾸준한 섭생과 양생을 통해 균형으로 이끈다. 다시 말해 병자의 경우에는 치료를 도모하지만 일반적으로 예방의 목적 또한 존재한다.

3) 약선은 질병의 예방과 치료를 동시에 겸한다

약선은 한의학의 원리에 따라 병증과 부족 부분을 진단하고 그것을 바탕으로 재료를 선별한다. 예를 들어 여름철에는 화(火)의 기운이 커져 심장 기운이 강성하고 폐 기운은 상할 수 있다. 그래서 더운 여름 약선은 더위를 식혀주는 청량한 음식과 폐 기운을 튼튼히 할 수 있는 매운맛이 많다.

또한 여름철에는 비위 기능이 저하되어 식욕이 떨어지므로 여름철 약선은 맑고 담백한 성질을 가진 재료를 이용하는 경우가 많다.

한국 전통 약선의 특징

· 약식동원藥食同源의 사상을 기본으로 한다.
· 음양학설陰陽學說을 기초로 한다.
· 오행학설五行學說을 기초로 한다.
· 재료의 오기五氣와 오미五味를 고려한다.

· 보補나 사瀉를 목적으로 한다.

· 주식류와 부식류가 구분되어 발달했다.

· 사계절에 맞는 약선 재료로 다양한 약선과 조리법이
  발달했다.

· 음식이 가지는 깊은 맛과 준비하는 정성을 소중히 여긴다.

· 천연 조미료와 향신료를 이용한다.

· 조미시 다양한 조미료의 사용으로 복합적인 맛을 추구한다.

· 오장육부五臟六腑를 보補하는 약선과 오방색五方色의 고명을
  이용한다.

· 주술적 · 종교적 · 경험적인 특징을 갖는 음식이 발달했다.

· 상차림에 따른 식사 예법을 중요시 하는 상차림이 발달했다.

· 일상 음식과 각종 의례 음식이 발달했다.

· 하루의 일상을 시작하는 아침과 가족들이 둘러 앉아 먹는
  저녁을 중요시 여긴다.

· 각종 명절 음식, 절기 음식, 시식이 발달했다.

· 생애주기별 음식과 노인들을 위한 경로 음식이 발달했다.

· 체질약선과 보신補身 음식이 발달했다.

· 식품 저장법 및 발효 음식이 발달했다.

한국 전통 약선의 기본 원칙들

한국 전통 약선은 기본적으로 밥과 반찬을 중심으로 격식을 갖춰 차리는 반상 차림으로써 크게 다섯 가지로 구분된다. 첫째는 궁중에서 차려지는 궁중음식, 문관, 무관의 양반가에서 차려지는 반가 음식, 일반 서민과 중인 계층이 먹는 서민 음식, 각 지방별 특산물을 이용해 차리는 향토음식, 사찰에서 육류를 제하고 차리는 사찰 음식 등이다.

이 모두는 반상 차림을 기본으로 하지만 밥, 국, 김치, 조치, 종지(간장, 고추장, 초고추장 등)를 제외하고 접시에 담는 반찬의 수인 첩 수을 기준으로 3첩, 5첩, 7첩, 9첩, 12첩 반상 등으로 나뉘며, 7첩 이상의 반상일 경우 한상에 모두 놓을 수 없으므로 크기가 작은 곁상을 따로 차린다. 또한 신분에 따라 상차림을 부르는 명칭도 달라서 아랫사람의 반상은 밥상, 어른의 반상은 진지상, 임금의 반상은 수라상이라고 불렀으며, 기본적으로 다음의 예법을 고수했다.

한국식의 식사 예법

· 밥을 먹기 전에 감사한 마음을 가진다.
· 식사 전 국물을 한두 술 떠먹어 다른 음식을 잘 넘길 수
  있도록 한다.
· 숟가락은 상에 놓지 말고 밥그릇이나 국그릇 위에
  올려놓는다.
· 밥그릇을 들고 먹거나 한손에 숟가락과 젓가락을 같이
  들면 안 된다.
· 윗사람의 식사가 완전히 끝난 다음에 숟가락을 내려놓도록
  한다.
· 식사 시에는 많은 말을 하지 않고 한꺼번에 많은 양을 먹지
  않는다.
· 수저를 들고 큰소리로 말을 하지 않아야 한다.

　그렇다면 한국 전통 약선의 목적은 무엇일까? 첫째는 음양의 조절로 인한 오장육부의 생리평형을 추구하는 것이다. 앞서 말했듯이 사상의학은 일종의 체질의학으로써 음식과 약재를 통해 우리 몸의 음양의 조화를 복구한다.
　둘째, 한국 약선은 기후, 지역적 특성, 성별, 연령, 개인차를 고려

한 밥상을 추구한다. 연령과 지역 등의 개인차는 그 사람의 성향, 나아가 식생활에도 많은 영향을 미치기 때문이다. 셋째, 한국 약선은 질병의 유무, 체질적 특성을 고려한 약선을 추구한다. 같은 음식도 질병을 가지고 있는가 아닌가, 어떤 체질을 가졌는가에 따라 그 특성과 효능이 달라질 수밖에 없기 때문이다.

그 외에도 한국 약선은 질병의 예방, 기혈, 골격, 피부 등의 자양 작용, 노화방지 작용 등 일상적이고 장기적인 건강관리와도 밀접하게 관련되어 있다.

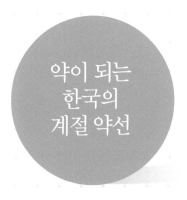

약이 되는
한국의
계절 약선

봄을 위한 약선

봄은 땅에서 양기가 올라와 만물이 움직이고 생장하는 시기이다. 이 무렵은 따뜻한 기온이 생물을 키워내는 만큼 인체의 생체 리듬도 함께 변화한다. 일단 피부의 땀구멍이 열리고 오장육부의 활동이 왕성해지는데, 그 중에 간의 기운이 왕성해진다. 그러므로 봄 약선을 선택할 때는 인체의 이런 생체 리듬을 고려해야 한다.

당나라 양생가이면서 의학가인 손사막은 봄에는 신맛을 적게 먹고 단맛을 많이 먹어 비장을 보양해야 한다고 했다. 이는 신 맛을 통해 간 기운이 지나쳐 비장을 극하게 되는 것을 방지하는 방법으로 봄에는 평한 성질의 음식으로 양생을 했다고 한다.

또한 신맛은 수렴작용이 강한데 간 기운은 소통되는 것을 좋아

하고 뭉치면 급해지는 반면, 단맛은 급한 것을 느슨하게 하는 작용을 한다.

봄을 위한 약선 재료

봄에는 온몸이 나른해지고 입맛이 떨어지므로 겨우내 부족했던 각종 비타민과 무기질을 충분히 보충해 주어야 잃어버렸던 입맛을 되찾을 수 있다. 달래, 냉이, 씀바귀 등을 나물로 해서 먹거나, 도라지, 마늘종, 미나리, 더덕, 생선류는 조기, 굴비, 조개, 대합, 우럭, 꽁치 등을 많이 먹는다.

월별	야채류	과실류	어패류
3월	달래, 냉이, 씀바귀, 도라지, 마늘종, 더덕, 미나리, 상추, 우엉, 유채, 봄동, 배추, 쪽파, 콩나물, 고들빼기, 쑥, 땅두릅, 원추리, 고사리	딸기, 금귤	조기, 굴비, 우럭, 꽁치, 가오리, 성게, 숭어, 대합, 대게, 말, 파래, 물미역, 톳, 굴, 바지락, 모시조개, 피조개, 도미, 꼬막, 임연수어
4월	상추, 미나리, 고사리, 시금치, 죽순, 머위, 쪽파, 쑥갓, 땅두릅, 더덕, 콩나물, 달래, 표고버섯, 취, 쑥, 봄동	딸기	조개, 대합, 도미, 복어, 가자미, 붕장어, 성게, 병어, 숭어, 대합, 해삼, 톳, 조기, 뱅어포, 키조개, 김, 갈치, 고등어, 꽃게, 주꾸미
5월	감자, 땅두릅, 더덕, 도라지, 머위, 우엉, 시금치, 쪽파, 아욱, 쑥갓, 콩나물, 고구마순, 완두, 미나리, 참취, 파, 상추, 양파, 마늘, 더덕, 마늘종	앵두, 귤, 딸기	준치, 붕어, 홍어, 넙치, 서대, 민어, 붕장어, 꽁치, 학꽁치, 삼치, 병어, 준치, 뱅어, 숭어, 꽃게, 대게, 톳, 멍게, 참치, 고등어, 오징어, 보리새우

봄의 강장제
더덕구이

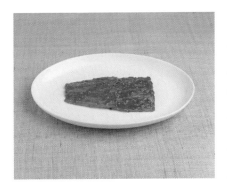

더덕은 보음補陰 식품으로서 성질이 차므로 폐의 기운을 돋우어 예로부터 기관지염, 해수병의 약재로 쓰였다. 자칫 식욕이 떨어지는 봄에 더덕은 위장 기능을 강하게 하는 강장제 역할을 한다. 또한 피로 회복, 갈증 해소, 동맥경화, 고혈압에도 다양하게 이용되는 약선 재료이다. 더위에 약한 더덕은 해발 300미터 이상의 산악지대에서 자란 것이 가장 품질이 우수하며 뿌리가 희고 굵게 쭉 뻗은 것이 좋다.

재료 및 분량

더덕 100g, 소금

* 양념장 : 고추장 1큰술, 간장 1/2큰술, 설탕 1/2큰술, 다진 파 2, 작은술,

　　　　　다진 마늘 1작은술, 깨소금, 참기름 1작은술

* 유장 : 간장 1작은술, 참기름 3작은술

조리 방법

1. 더덕 손질하기

통더덕은 물에 씻어 살짝 돌려가며 껍질을 제거한 후 길이로 반을 자른 후 밀대로 밀어

편평하게 하고 소금물에 담구어 쓴맛을 우려낸 다음 물기를 제거한다.

2. 유장 양념하기

손질한 더덕은 유장 양념을 발라서 재워둔다.

3. 양념장 만들기

파와 마늘을 곱게 다지고 고추장, 간장, 설탕, 깨소금을 넣어 양념장을 만든다.

4. 석쇠에 굽기

석쇠를 뜨겁게 달군 후 식용유를 바르고 유장 양념한 더덕을 애벌구이한다.

유장 양념한 더덕이 2/3 정도 익으면 고추장 양념을 고루 발라서 타지 않게 굽는다.

여름을 위한 약선

여름은 가장 더운 계절로 만물이 성장해 무성해지는 시기이다. 하늘의 기운이 내려오고, 땅의 기운은 올라가면서 만물을 성숙시키며 인체의 중심인 심장을 보해준다.

여름철에는 짠맛과 매운맛을 많이 먹으라고 하는데, 이는 여름철에는 심장에 기운이 강해져 폐의 기운을 상하게 할 수 있는데 매운맛이 폐 기운을 튼튼하게 해주기 때문이다.

그러나 지나친 매운맛은 사람에 따라 발산 작용때문에 더위를 먹을 수 있으니 주의한다. 더운 여름철에는 비위기능이 저하되어 식욕이 떨어지는데, 이는 양기가 너무 강하면 음중의 기운인 토±, 즉 비위 기능이 약해지기 때문이다. 여름철 약선으로는 맑고 담백하며 달고 평성인 식품 혹은 방향성인 식품을 배합한다.

여름을 위한 약선 재료

여름은 땀으로 수분이 손실되기 쉬우므로 체력이 소모되고, 지쳐서 입맛을 잃기 쉽다. 수분과 비타민 공급에 좋은 딸기, 수박, 참외, 토마토 등의 야채와 과일을 충분히 섭취해 주는 것이 좋다.

야채는 열무, 오이, 애호박, 깻잎, 풋고추 등이 있다. 생선은 산란기에 접어들어 제맛 나는 것이 많지 않지만, 민어, 새우, 성게, 미꾸

95

라지 등이 제철이며, 특히 미꾸라지는 여름철 보신용으로 많이 먹는다.

월별	야채류	과실류	어패류
6월	근대, 오이, 양배추, 통마늘, 토마토, 우엉, 아욱, 콩나물, 청둥호박, 양파, 부추, 감자	비파, 수박, 참외, 토마토, 매실	양태, 민어, 갯장어, 꽁치, 학꽁치, 삼치, 전갱이, 병어, 생멸치, 준치, 전복, 꽃게, 흑돔, 오징어, 바닷가재
7월	오이, 가지, 호박, 감자, 토마토, 부추, 깻잎, 노각, 콩나물, 양배추, 옥수수, 열무	복숭아, 수박, 메론, 참외, 자두, 포도, 산딸기	양태, 민어, 갯장어, 병어, 생멸치, 준치, 갈치, 뱀장어, 오징어, 홍어, 농어, 갑오징어
8월	감자, 강낭콩, 오이, 가지, 배추, 호박, 토마토, 부추, 깻잎, 고구마, 고구마 순, 노각, 콩나물, 무, 미역 줄기, 땅 두릅, 풋고추, 열무	옥수수, 포도, 복숭아, 수박, 메론, 참외, 자두	양태, 민어, 갯장어, 고등어 멸치, 갈치, 뱀장어, 꼬막, 굴, 바지락, 전복, 성게, 잉어, 전갱이

배를 덥히고 원기를 돋워 젊음을 유지시키는
추어탕

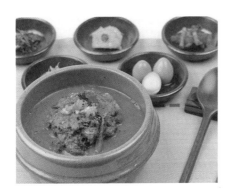

『방약합편方藥合編』에서는 미꾸라지를 기氣를 더하고, 주독酒毒을 풀며 갈증을 없애고 위를 따뜻하게 하는 약선 재료로 소개하고 있다. 따라서 여름철에는 찬 음식을 많이 먹어 냉해진 위를 따뜻하게 해주는, 산란기 직전의 것을 푹 고아 체에 거른 다음 부추와 마늘을 충분히 넣은 추어탕을 먹으면 훌륭한 보양식이 된다.

추어탕은 지방마다 만드는 방식이 다른데 원주추어탕, 남원추어탕이 유명하다. 산초를 솔솔 뿌려 먹으면 특유의 산뜻한 냄새와 더불어 구수한 탕을 먹을 수 있다.

재료 및 분량

미꾸라지 150g, 우거지 50g, 고사리 20g, 고추장 1큰술, 된장 3작은술,

국간장 1/2 작은술, 마늘 2작은술, 청주 1큰술, 생강 1작은술, 실파 15g, 대파 20g,

다홍고추 1개, 풋고추 1개, 소금 1/2작은술, 된장 3큰술, 들깨가루 2큰술

조리 방법

1. 재료 준비하기

- 미꾸라지는 살아 있는 것으로 준비하여 볼에 담아 소금을 뿌려 뚜껑을 덮으면 서로

  비비면서 거품을 내는데 여러 번 헹궈 이 거품을 씻어낸다. 끓는 물 6컵에 손질한

  미꾸라지와 청주를 넣어 삶아 체에 걸러 뼈를 제거한다.

- 고사리, 우거지는 깨끗이 다듬어 끓는 물에 푹 삶아서 알맞은 크기로 썰고 된장, 파,

  마늘로 양념한다.

- 대파는 어슷썰기하여 추어탕에 넣고 모양 그대로 썬 것은 고명으로 올린다.

- 다홍고추, 풋고추는 씨를 제거하고 곱게 다진다.

- 산초는 분마기에 곱게 빻아 준비한다.

2. 탕 끓이기

체에 거른 미꾸라지 국물에 양념된 우거지를 넣고 된장, 고추장, 국간장, 다진 마늘,

생각 1쪽, 들깨가루를 넣고 끓인다.

3. 그릇에 담기

탕을 뚝배기에 담고 다진 마늘, 곱게 썬 다홍고추, 풋고추, 산초가루를 고명으로 올린다.

가을을 위한 약선

가을은 더위가 가시며 맑은 바람이 불고 만물이 가라앉고 대신 수확을 하는 계절이다. 인체의 기능도 마찬가지로 점차 가라앉고 안으로 축적된다. 따라서 가을은 영양을 축적하고 기능을 조절하여 겨울의 정기를 저장해야 하는 시기이다. 또한 올라갔던 기운이 가라앉으면서 생리기능은 평정을 찾아가며 기온은 점점 시원해지는 시기로 단맛으로 기운을 보충하는 것을 주의하여야 한다.

가을의 건조한 기운은 폐의 음陰을 상하게 한다. 따라서 가을에는 입이나 인후가 건조하고 마른기침이 나오고 피부가 건조해지며 변비 등의 증상이 많다. 그러므로 가을의 약선에서는 당연히 폐를 윤택하게 하는 것이 위주가 된다. 또한 너무 덥거나 차도 안 되며 따뜻하면서 자양하는 것을 원칙으로 한다.

여름 동안 지친 몸에 필요한 단백질 섭취를 위해 살이 통통하게 오른 산란기 직전의 생선들을 섭취하고, 겨울에 많이 쓰이는 비타민 A, D와 무기질의 섭취를 위해 과일과 잡곡, 버섯류 등도 자주 섭취해 주는 것이 좋다.

가을을 위한 약선 재료

가을은 수확의 계절로서 '천고마비' 의 계절이라고 불릴 정도로

곡류와 사과, 배, 감, 밤, 대추, 유자, 모과 등의 과일이 많다. 채소로
는 버섯류가 많으며 토란, 연근, 무, 배추, 고구마 등이 많이 난다.
갈치, 고등어 같은 생선도 맛이 있다.

월별	야채류	과실류	어패류
9월	가지, 토란, 홍고추, 시금치, 고구마, 싸리버섯, 콩나물, 표고버섯 말린 것, 풋콩, 느타리버섯, 당근, 감자	포도, 무화과, 감, 사과, 복숭아, 파인애플, 배	갯장어, 생멸치, 갈치, 대합, 전복, 홍합, 꽃게, 중하, 오징어, 해파리
10월	무, 샐러리, 토란, 자연송이, 시금치, 배추, 고구마, 싸리버섯, 콩나물, 씀바귀, 고추, 팥, 느타리버섯, 양송이버섯, 고들빼기	포도, 사과, 감, 배, 밤, 바나나, 키위, 대추	도루묵, 농어, 갯장어, 병어, 삼치, 갈치, 대합, 꽃게, 오징어, 대하, 꽁치, 고등어, 청어, 연어, 홍합
11월	갓, 시금치, 무우, 배추, 샐러리, 대파, 콩나물, 연근, 우엉, 늙은 호박	귤, 사과, 감, 배, 유자, 키위	도루묵, 참돔, 농어, 삼치, 고등어, 멸치, 갈치, 옥돔, 방어, 연어, 참치, 대구, 성게, 오징어

동물성 · 식물성 단백질이 풍부한
오징어 두부전

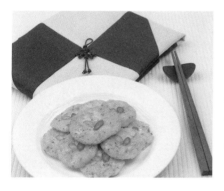

오징어와 두부는 둘 다 고단백 식품이다. 특히 오징어와 두부를 함께 쓰면 식물성 · 동물성 단백질이 어우러져 고소한 맛을 낸다.

오징어는 성질이 따뜻해서 위를 튼튼히 하고 기氣를 잘 소통시킨다. 또한 혈허血虛로 인해 월경이 없거나 냉대하가 있을 때도 이용할 수 있는 좋은 약선 재료이다. 단백질이 필요한 가을 무렵, 이 오징어와 두부의 만남은 충분한 단백질을 공급할 수 있는 좋은 조합의 음식이 될 수 있다.

재료 및 분량

오징어 1마리, 부추 20g, 양파 1/4개, 당근 1/4개, 마늘 2쪽, 달걀, 소금, 흰 후추, 밀가루,

전분, 참기름, 통깨, 레몬즙, 식용유

조리 방법

1. 재료 준비하기

- 오징어는 깨끗이 씻어 껍질을 벗긴 후 곱게 다진다.

- 양파를 곱게 다진 후 레몬즙이 들어간 냉수에 담근다.

- 당근, 부추, 마늘은 곱게 다진다.

2. 재료 혼합하기

오징어, 부추, 양파, 당근, 마늘, 소금, 흰 후추, 달걀, 밀가루, 전분을 넣고 치댄다.

3. 지지기

예열된 팬에 기름을 두르고 혼합된 재료를 한 숟가락씩 떠서 약한 불에 지진다.

겨울을 위한 약선

겨울은 북풍이 불고 눈이 오며, 추위로 모든 만물이 얼어붙는 동시에 어떤 동물은 동면에 들어간다. 『황제내경』에서는 겨울에는 자연계 만물이 저장 상태로 들어가며, 물과 땅은 얼어붙고, 음한이 성하며, 양기는 쇠퇴한다고 적었다. 즉 겨울은 약선을 통해 양기를 보호할 수 있는 가장 좋은 시기로써 찬 기운을 제거하는 온보법溫補法이 필요하다.

겨울은 오장 중에서 신장을 도와주는 기운이 있으므로 짠맛이 좋지 않다. 대신 온보신양을 위주로 하는데 신장이 정기를 저장하도록 도와주며 기혈진액이 화생하여 장부의 생리기능을 원활하게 해준다. 또한 겨울 약선은 따뜻하면서도 흩어지지 않고 뜨거우면서도 건조하지 않아야 한다.

겨울을 위한 약선 재료

겨울철 추위와 차가운 온도 때문에 칼로리 소모가 커지므로 입맛을 돋우기 위해 단백질 함량이 많거나 비타민 함량이 많은 식품이 좋다. 겨울 채소는 단맛 나는 당근, 시금치, 우엉, 양배추 등이 제철이며, 생선류는 도미, 청어, 명태, 가자미 등이 좋으며 특히 굴과 꽁치는 단백질 함량이 높고 맛도 좋다. 과일은 감귤류가 대표적이며 오렌지, 건포도, 레몬이 있다.

정월 대보름에는 호두, 땅콩의 섭취를 통해 비타민, 무기질과 지방을 잘 섭취하고, 제철식품인 김, 미역, 파래 등을 통해서는 비타민과 무기질을 충분히 섭취할 수 있다.

월별	야채류	과실류	어패류
12월	갓, 시금치, 무, 배추, 당근, 콩나물	귤, 감, 바나나	도루묵, 참돔, 농어, 병어, 양미리, 꼬막, 굴, 오징어, 낙지, 문어, 톳, 홍게, 영덕게, 꽃게, 방어, 넙치, 복어, 맛살조개, 가자미, 미역, 주꾸미, 가오리, 김
1월	갓, 당근, 마늘, 우엉, 무, 배추, 콩나물, 연근	귤, 레몬, 감	가오리, 가자미, 명태, 성게, 복어, 해삼, 대구, 명태, 빨간도미, 아귀, 개조개, 가자미, 청어, 말, 굴, 패주, 문어
2월	고비, 느타리, 당근, 달래, 물쑥, 봄동, 우엉, 유채, 콩나물, 쑥갓, 시금치, 참취, 순무, 양파	귤, 레몬, 사과	대구, 조기, 성게류, 해삼, 말, 청각, 다시마, 파래, 전복, 굴, 꼬막, 홍어, 홍합

겨울의 특별한 보양식
굴전

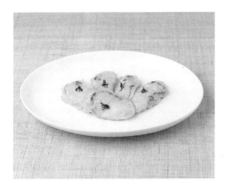

굴은 단맛(甘)이 나고 성질은 차다(凉). 알칼리성 식품으로 소화 기능이 약해 식욕이 없고 음식을 먹고도 잘 토하는 비위脾胃가 약한 사람에게 좋으며, 양질의 단백질과 타우린, 글루타민산 등 필수아미노산의 함량이 많고 비타민 A, B1, B2 등과 같은 수용성 비타민 뿐만 아니라, 지용성 비타민이 풍부하다. 또한 구리, 철, 마그네슘같은 무기질을 다량 함유하고 있어 비타민과 무기질을 충분히 공급할 수 있다.

또한 혈중 콜레스테롤 수치를 낮추고, 피로를 회복시키며, 혈압을 정상화하고, 몸속의 독소를 밖으로 배출해 주는 좋은 식품이다. 굴은 겨울에 가장 알이 꽉 차고 맛이 돌기 시작하는데, 반면 5~8월 (산란기)에는 독성을 함유하고 있으므로 이 기간에는 먹지 않는 것이 좋다.

재료 및 분량

굴 300g, 석이버섯 10g, 청주, 전분, 밀가루, 달걀, 소금, 흰후추

조리 방법

1. 재료 손질하기

- 굴은 이물질을 제거한 후 소금물로 흔들어 씻은 다음 소금, 흰후추, 청주를 뿌려둔다.

- 밀가루, 전분, 달걀 노른자, 소금, 흰후추를 섞어 반죽을 만든다

- 석이버섯은 따뜻한 물에 불린 후 소금으로 문질러 씻어 채를 썬 다음 소금, 참기름 으로

  간하여 약한 불에 볶는다.

2. 지지기

굴의 물기를 제거한 후 팬을 약한 불로 가열한 다음 석이버섯째 고명을 얹어 살짝 지져준다.

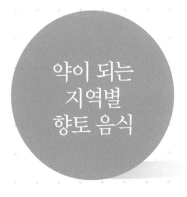

약이 되는
지역별
향토 음식

서울의 향토 음식

서울 지방은 왕족과 양반 계급이 많이 살았던 곳이라 격식이 까다롭고 맵시도 중히 여기며, 의례적인 것 또한 중요시 여겼다. 자체에서 나는 산물은 별로 없으나 전국 각지에서 여러 재료가 모두 모여서 이것들을 다양하게 활용해 사치스러운 음식을 만들었다.

서울 음식은 짜지도 않고 맵지도 않은 중간 간이 많으며, 양념들은 곱게 다져서 쓰고, 음식의 가짓수가 많고 한가지의 양을 조금씩 차려 냈다.

주요 음식

주식류 - 장국밥, 비빔국수, 국수장국, 메밀만두, 떡국, 편수,
잣죽, 흑임자죽, 생치(꿩) 만두 등

부식류 - 설렁탕, 육개장, 선지국, 추어탕, 각색전골, 너비아니,
갑회, 어채, 신선로, 구절판, 도미찜, 장김치, 육포,
어포, 홍합초 등

병과류 - 각색편, 느티떡, 약식, 상치떡, 각색단자, 매작과, 약과,
각색다식, 각색 엿강정, 각색 전과, 화채류와 다려서
마시는 한방 재료의 차

경기도의 향토 음식

경기도는 해산물과 산간지방의 산채가 많고, 밭농사와 벼농사
도 많은 고장이다. 여러 가지 식품이 고루 생산되고 서해에 면하고
있어 해산물이 풍부하다. 서해안의 해물과 산골의 산채는 밭곡식
도 골고루 있어서 소박하면서도 다양하며, 간은 세지도 약하지도
않아서 서울과 비슷한 정도이다. 양념도 많이 쓰는 편이 아니다.
인접해 있는 강원도, 충청도, 황해도와 공통점이 많고 음식종류도
같은 것이 많다.

주요 음식

주식류 - 개성편수, 조랭이떡국, 제물칼국수, 팥밥, 오곡밥,
수제비, 냉콩국수

부식류 - 삼계탕, 갈비탕, 곰탕, 개성 닭젓국, 냉이 · 아욱토장국,
민어탕, 감동젓 찌개, 종갈비찜, 홍해삼, 개성무찜,
개성보쌈김치, 비늘김치, 순무김치 등

병과류 - 개성모약과, 개성경단, 우메기, 수수도가니, 개떡,
여주산병

음료류 - 모과화채, 오미자화채

강원도의 향토 음식

강원도는 영서 지방과 영동 지방으로 나뉘며 한류와 난류가 엇
갈리는 깊은 동해바다와 면하고 한반도의 척추 구실을 하고 있는
태백산맥으로 인해 골짜기와 분지가 있다. 산악이나 고원지대에서
는 옥수수, 메밀, 감자 등이 많이 나는데 쌀농사보다 밭농사가 더
많다. 산에서 나는 도토리, 상수리, 칡뿌리, 산채 등은 옛날엔 구황
식물에 속했지만 지금은 널리 이용하는 음식이 많다.

해안에서는 명태, 오징어, 미역 등 해초가 많이 나서 이를 가공

한 황태, 건조 오징어, 건미역, 명란젓, 창란젓을 많이 담근다. 산악
지방은 육류를 쓰지 않고 소素음식이 많으나 해안지방에서는 멸치
나 조개 등을 넣어 음식 맛이 특이하다. 음식은 서울처럼 사치스럽
지 않고 극히 소박하고 먹음직스럽다. 감자, 옥수수, 메밀을 이용한
음식이 다른 지방보다 유독 많다.

주요 음식

주식류 - 강냉이밥, 감자밥, 메밀막국수, 팥국수, 감자수제비,
　　　　강냉이범벅, 어죽, 방풍죽, 감자범벅 등

부식류 - 삼식이탕, 쏘가리탕, 동태순대, 오징어순대,
　　　　오징어불고기, 동태구이, 감자부침, 총떡, 올챙이묵,
　　　　도토리묵, 미역쌈, 취쌈, 더덕생채, 명란젓, 창란젓,
　　　　오징어회, 송이볶음, 석이나물 등

병과류 - 감자송편, 감자경단, 방울증편, 과즙, 약과, 송화다식
　　　　등이 있다.

음료류 - 오미자화채, 당귀차, 강냉이차, 책면 등

충청도의 향토 음식

농업이 주된 지역이었던 만큼 쌀, 보리, 고구마, 무, 배추, 목화, 모시 등이 많이 생산되고, 서쪽 해안지방은 해산물이 풍부하다. 삼국시대에 백제의 땅으로서 쌀을 많이 생산하고 북방 고구려 땅은 조, 경상도 신라의 땅은 보리가 주곡이었을 것으로 추정될 정도로 많이 경작된 한편 쌀 생산량도 많았다. 특히 보리를 잘 대껴서 곱게 만들어 짓는 보리밥 솜씨가 훌륭하다.

음식들은 충청도 사람들의 소박함 그대로 꾸밈없는 음식이 많다. 충북 내륙에는 산채와 버섯 요리가 많은데 그 솜씨가 일품이다.

농경이 발달한 곳이라서 죽, 국수, 수제비, 범벅 등도 많이 만들고 호박떡도 많이 만든다. 서해안에서는 굴이나 조갯살 등으로 국물을 내서 날떡국이나 칼국수를 끓이는 솜씨가 좋다. 된장도 즐겨 쓰며, 겨울에는 청국장을 만들어 찌개를 끓인다.

충청도 음식은 사치스럽지 않으며, 양념도 그리 많이 쓰지 않고, 자연 그대로의 맛을 살리려고 한다. 또한 담백하고 구수하며 소박한 음식들이 많은 것이 특징인데, 이는 충청도 인심을 반영하는 것이라 하겠다.

주요 음식

주식류 - 보리밥, 콩나물밥, 찰밥, 녹두죽, 칼국수, 날떡국,
　　　　호박범벅
부식류 - 굴냉국, 넙치아욱국, 청포묵국, 시래기국, 호박지찌개,
　　　　청국장찌개, 장떡, 말린 묵 볶음, 호박고지산적, 오이지,
　　　　웅어회, 상어찜, 애호박나물, 참죽나물, 어리굴젓 등
병과류 - 쇠머리떡, 꽃산병, 햇보리떡, 약편, 도토리떡, 무릇 곰,
　　　　모과구이, 무엿, 수삼정과, 음료로는 찹쌀미수와
　　　　복숭아 화채, 또 호박꿀단지가 있는데 이는 늙은
　　　　청둥호박의 속에 꿀을 넣어 중탕하여 그 물을 마시는
　　　　것으로 산후 임산부의 부종에 효과가 있다고 한다.

경상도의 향토 음식

경상도는 남해와 동해에 좋은 어장을 가지고 있어 해산물이 풍부하고, 남·북도를 크게 굽어 흐르는 낙동강이 풍부한 수량으로 주위에 기름진 농토를 만들어 농산물도 넉넉하다. 이곳에서는 고기라고 하면 바닷고기를 가리키며 담수어를 많이 먹는다.

음식의 맛은 대체로 얼얼하도록 맵고 간이 센 편이다. 음식은 멋

을 내거나 사치스럽지 않고 소담하게 만든다. 싱싱한 바닷고기에 소금 간을 해서 말려서 굽는 것을 즐기고 바닷고기로 국을 끓이기도 한다.

곡물 음식 중에는 국수를 즐기나, 밀가루에 날콩가루를 섞어서 반죽하여 홍두깨나 밀대로 밀어 칼로 썰어 만드는 칼국수를 제일로 친다. 장국의 국물은 멸치나 조개를 많이 쓰고, 더운 여름에 더운 제물국수를 즐기는데, 범벅이나 풀대죽은 별로 즐기지 않는다.

주요 음식

주식류 - 진주비빔밥, 무밥, 통영비빔밥, 애호박죽, 건진국수,
　　　　조개국수, 닭 칼국수 등
부식류 - 재첩국, 추어탕, 대구탕, 미역홍합국, 아구찜,
　　　　미더덕찜, 동태구이, 파전, 해물잡채, 장어조림,
　　　　미나리찜, 장어구이, 조개찜, 콩잎장아찌,
　　　　대합구이, 고추부각, 골곰짠지 등
병과류 - 모시잎송편, 만경떡, 쑥굴레, 칡떡, 잡과편, 우엉정과,
음료류 - 안동식혜, 수정과, 유자화채, 유자차, 잡곡미수 등.

전라도의 향토 음식

전라도 음식은 전주와 광주를 중심으로 발달했고, 사치스럽기가 개성과 맞먹는 고장이다. 특히 조선왕조의 전주 이李씨의 본관이고 각 고을마다 부유한 양반들이 대代를 이어 살았던 만큼 좋은 음식을 가정에서 대대로 내려 어느 지방도 따를 수 없는 풍류와 맛의 고장이 되었다. 특히 조선조의 양반 풍을 이어 받아 고유한 조리법을 잘 지니고 있다.

쌀과 보리가 풍족해 이것들을 주곡으로 쓰고 해물과 깊은 산의 귀한 산물들을 잘 써서 다양한 음식을 만들어 낸다. 특히 전주 지방의 음식은 맛있기로 유명하다.

상차림은 음식 가짓수를 많이 내는 습관이 있어 상 위에 가득 차려 외지 사람을 놀라게 한다. 해안이 많아서 특이한 젓갈이 여러 가지 이다. 기후가 따뜻해 음식은 간이 센 편이고 고춧가루도 많이 써서 매운 것이 특징이다.

주요 음식

주식류 - 전주비빔밥, 콩나물국밥, 깨죽, 오누이죽, 대합죽,
합자죽 등

부식류 - 두루치기, 붕어조림, 꼬막무침, 꼴뚜기, 무생채,
겨자잡채, 추탕, 광주 애저, 용봉탕, 홍이어시욱
죽순채, 천어탕, 토란탕, 홍어회, 꽃게탕, 산낙지회,
장어구이, 양애적, 젓갈류 등

병과류 - 나복병, 수리취떡, 호박고지시루떡, 감인절미, 감단자,
차조기떡, 유과, 동아정과, 연근정과, 고구마엿 등

제주도의 향토 음식

제주도는 해촌, 양촌, 산촌으로 구분해서 그 생활 태도에 차이가
있다. 양촌은 평야식물지대로 농업을 중심으로 생활을 하였고, 해
촌은 해안에서 고기를 잡거나 해녀들이 잠수어업을 하고, 산촌은
산을 개간하여 농사를 짓거나 한라산에서 버섯, 산나물 고사리들
을 채취하여 생활했다. 농산물은 쌀이 거의 생산되지 않고, 콩, 보
리, 조, 메밀, 고구마 등을 많이 생산했으며, 특산물은 감귤과 전복
으로 예전에는 진상품이었다.

제주도 음식은 해초와 된장으로 맛을 내는 경우가 많고, 바닷고기로는 국을 많이 끓이고 죽도 잘 쑨다. 수육으로는 돼지고기와 닭을 많이 쓴다. 제주도 사람의 부지런하고 꾸밈없는 소박한 성품은 음식에도 그대로 나타난다. 너무 많이 차리거나 양념을 많이 넣거나 여러 가지 재료를 섞어서 만드는 것이 별로 없다. 간은 대체로 짠 편이며 회를 많이 먹는다. 재료가 가지고 있는 자연의 맛을 그대로 살리는 것이 특색이다. 제주도에서만 잡히며, 자리돔과 옥돔이 있고, 전복과 꿩이 많이 잡히고 한라산에서는 표고버섯과 산채가 많이 난다. 김장은 겨울 기후가 따뜻해서 별로 필요치 않고, 겨울에도 배추가 밭에 남아 있을 정도라서, 김장을 담아도 종류가 적고, 짧은 기간 먹을 것만 담근다.

주요 음식

주식류 - 전복죽, 옥돔죽, 닭죽, 미역새죽, 생선국수,
　　　　메밀저배기, 곤떡국 등
부식류 - 고사리국, 톨냉국, 돼지고기 육개장, 장어지짐,
　　　　옥돔구이, 자리회, 양애무침, 동지김치, 꿩적, 초기전,
　　　　장어산적, 두루치기, 물망회, 전복소라회, 톳나물 등
병과류 - 오메기떡, 빙떡, 차좁쌀떡, 상애떡, 약과, 닭엿, 보리엿
음료류 - 밀감화채, 소엽차 등이 있다.

116

황해도의 향토 음식

황해도는 인심 좋기로 유명하고 연백평야가 펼쳐진 곡창지대로 이름 높은 지방이다. 음식은 구수하고 소박하며, 떡이나 만두도 큼직큼직하게 자주 만들어 먹는다. 또 잡곡이 풍부하여 가축이 살찌고, 고기 맛이 유독 좋다.

밀국수나 만두에는 닭고기를 많이 쓴다. 해안지방은 조석간만의 차가 크고 수심이 낮으며 간석지가 발달해 소금 생산량이 많다. 황해도는 인심 좋고 생활이 윤택하여 음식 양이 풍부하고 음식에 기교를 부리지 않아 구수하면서도 소박하다. 송편이나 만두도 큼직하게 빚고, 밀국수도 즐겨 먹는다.

특히, 김치는 맑고 시원하고 맛이 좋아서 국수도 김치나 동치미 국물에 마는 경우가 많고, 냉면 국수나 찬밥을 말아 밤참으로 먹기도 한다. 김치에는 독특한 맛을 내는 고수와 분디라는 향신 채소를 반드시 쓴다. 간은 별로 짜지도 싱겁지도 않고, 충청도 음식과 비슷하다.

주요 음식

주식류 - 김치밥, 잡곡밥, 비지밥, 김치말이, 수수죽, 밀범벅,
　　　　호박만두 등
부식류 - 돼지지탕, 김치국, 조기국, 호박김치찌개, 행적, 고기전,
　　　　김치순두부, 잡곡전, 연안식혜, 청포묵, 김치전 등
병과류 - 오쟁이떡, 큰송편, 웃기, 잡곡부치기, 닭알떡, 우찌지,
　　　　인절미, 무정과 등

평안도의 향토 음식

평안도의 동쪽은 산이 높아 험하고 서쪽은 서해안과 면하여 해
산물도 풍부하지만, 넓은 평야가 있어 곡식도 풍부하다. 예부터 중
국과의 교류가 많은 지역으로 평안도 사람의 성품은 진취적이고
대륙적이다. 따라서 음식의 솜씨도 먹음직스럽게 크게 하고 푸짐
하게 많이 만든다. 서울은 음식 크기를 작게 하고 기교를 많이 부
리는 데 비해 매우 대조적이다.

곡물 음식 중에는 메밀로 만든 냉면과 만둣국 등 가루로 만든 음
식이 많다. 겨울에 추운 지방이니 기름진 육류 음식을 즐겨먹고 밭
에서 나는 콩과 녹두로 만든 음식도 많다. 음식의 간은 대체로 심심

하고 맵지도 짜지도 않다. 예쁘기 보다는 소담스럽게 만들어 많이
먹는 것을 즐긴다.

평안도 지방에서는 평양 음식이 가장 잘 알려져 있고 그 중 평양
냉면, 쟁반, 순대, 온반 등이 유명하다.

주요 약선

주식류 - 온반, 김치말이, 냉면, 어복쟁반, 온면, 만둣국, 닭죽,
굴만두
부식류 - 내포중탕, 콩비지탕, 전어된장국, 무곰, 녹두지짐,
돼지고기편육, 순대, 더풀장, 고사리국, 가지김치,
두부회, 도라지산적 등
병과류 - 꼬장떡, 송기떡, 노티, 뽕떡, 골미떡, 과즐, 엿,
태석 등

함경도의 향토 음식

함경도는 한반도의 가장 북쪽에 위치하며 험한 산골이 많고, 동
해 바다와 면하고 있어서 음식 또한 독특하게 발달하였다. 논농사
보다는 밭농사를 많이 하며 밭곡식 중에도 콩의 단백질이 뛰어나

고 잡곡의 생산량이 많다. 동해안은 한류와 난류가 만나는 바다로 세계 3대 어장에 속해 명태, 청어, 대구, 연어, 정어리 등 어종이 다양하다. 고구마와 감자도 품질이 좋아서, 녹말을 가라앉혀서 눌러 먹는 냉면과 비빔국수가 발달했다.

함흥냉면은 녹말가루로 국수를 빼고, 특히 생선회를 맵게 비벼 먹는 독특한 음식이다. 다대기라는 말도 이 지방에서 나온 것으로 미루어 볼 때 고춧가루 양념이 애용되었다는 사실을 알 수 있다.

음식 모양은 장식이나 기교없이 시원스럽고 사치스럽지 않다. 북쪽으로 올라갈수록 음식 간은 세지 않고 맵지도 않으며, 담백하지만, 때로 고추와 마늘 등 양념을 강한 맛을 즐기기도 한다.

제일 유명해진 함경도 회 냉면은 홍어, 가재미 등 생선을 맵게 무친 회를 냉면 국수에 비벼먹는 독특한 국수 음식이다.

다저기(다대기)라는 것도 이 고장에서 나온 것으로, 고추가루에 갖은 양념을 넣어 만든 양념의 고유한 말이다.

주요 약선

주식류 - 잡곡밥, 닭비빔밥, 찐조밥, 가릿국, 회냉면,
　　　　　감자국수, 옥수수죽, 감자 막가리 만두, 얼린콩죽 등
부식류 - 동태순대, 콩부침, 청어구이비웃, 천엽국, 북어전,
　　　　　가자미식혜, 이면수구이 등
병과류 - 인절미, 오그랑떡, 언감자떡, 꼬장떡, 달떡, 과즐,
　　　　　산자, 약과, 콩엿강정, 들깨엿강정, 산자 등
음료류 - 단감주 등

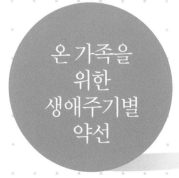

온 가족을
위한
생애주기별
약선

어린이를 위한 약선

어린이들은 미각이 발달해 한번 경험한 맛을 오랫동안 기억한다. 따라서 각 계절마다 산출되는 식품을 선택해 음식을 만들고 무엇보다도 한 가지 재료를 사용하기보다 여러 재료를 이용하여 다양한 맛을 느낄 수 있도록 조리하는 것이 중요하다.

이렇게 형성된 좋은 식습관은 성인이 되어서도 편식을 하지 않고 식품을 골고루 섭취하도록 하여 건강한 상태를 유지하도록 도와줄 뿐만 아니라 질병이 원인이 되는 외사(外邪: 인체 외부로부터 질병을 유발시킬 수 있는 사기)로부터 몸을 지킬 수 있다.

또한 이제 막 성장하기 시작하는 나이인 만큼 다섯 가지 기초 식품군을 골고루 섭취하여야 한다.

1군. 단백질 : 육류, 가금류, 어류, 난류, 패류, 일부 두류

2군. 칼　슘 : 우유 및 유제품, **뼈째 먹는 소건어**(작은 생선들)

3군. 비타민과 무기질 : 야채 및 과실류, 해조류

4군. 당　질 : 곡류, 감자류, 일부 두류

5군. 지　질 : 식물성 유지(참기름, 들기름, 해바라기씨, 홍화유 등)

　　　　　　　동물성 유지(돼지기름, 우지 등)

어린이 약선 지침

1) 제철식품으로 어른보다 많은 가짓수의 다양한 식품을
  섭취하도록 한다.

2) 편식을 하지 않도록 싫어하는 음식은 조리법을 바꾸어
  먹이도록 한다.

3) 자극적인 향신료는 피하고 달거나 짜지 않도록 조리한다.

4) 식사 시간과 간식 시간을 일정하게 정해 주도록 한다.

5) 물을 많이 마시도록 한다.

6) 식사 시간을 즐겁게 한다.

7) 흰살 생선, 감자, 고구마, 차조, 현미, 연두부, 두부, 밤, 달걀
  노른자, 시금치, 양파, 두유, 미역, 녹두, 종자류, 견과류,
  해조류 등 다양한 재료에 다양한 조리법을 사용한다.

어린이를 위한 간단한 약선

주먹밥은 향수를 불러일으키는 음식이다. 그러나 근래에 와서는 간편한 식사로 자리매김 하고 있다. 그러나 이 음식은 어린이들의 식사 대용으로도 손색이 없다.

이용되는 재료도 멸치, 우엉, 쇠고기, 닭고기, 참치 등을 다양하게 활용할 수 있으며, 그 모양 역시 동그란 모양, 세모 모양, 네모 모양 등 다양하다.

▌우엉 주먹밥

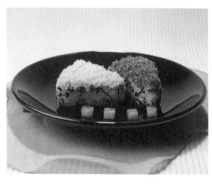

우엉은 맛이 쓰고苦 달며甘 성질은 차다寒. 약성은 어린이나 일부 성인 중에 체내 열이 많은 사람들에게 좋은 식품이고, 과로해서 머리가 아프거나 목이 붓고 기침을 자주 할 때 권할 만한 약선 재료이다. 설사가 잦은 사람들은 약성이 찬 우엉을 다량 섭취하지 않도록 한다. 한편 달걀 노른자에는 레시틴lecithin이라는 유화 물질이 함유되어 있고 비타민 A의 주요 공급원이자 간肝에도 좋은 영양원으로 눈에 좋다. 아울러 머리카락, 손톱, 발톱 등도 윤기 있게 한다.

또한 신선초는 생즙으로도 많이 이용되는데, 피로를 회복시키고, 비타민 C의 공급과 더불어 간肝에서 각종 영양소를 원활하게 저장하고 분해하는 효과를 높이는 식품이다.

재료 및 분량

쌀 100g, 찹쌀 50g, 소금, 설탕, 김, 참기름, 달걀 2개, 신선초 50g,

주먹밥 속 : 우엉, 간장 2큰술, 양파 1/3개 생강, 레몬즙 1작은술, 청주 1큰술, 설탕 4큰술,

조청 1큰술

조리 방법

1. 재료 손질하기

- 밥을 지어 따뜻할 때 소금, 설탕, 참기름으로 버무린다.

- 김은 잘게 자른다.

- 달걀은 삶은 다음 노른자를 체에 내린다.

- 신선초는 잎만 곱게 다져 면보에 싸 흐르는 물에 씻어 물기를 제거한다.

2. 주먹밥 속 만들기

우엉 껍질을 벗긴 뒤 3cm 길이로 자른 다음 냉수(레몬즙 ½큰술)에 헹군다.

팬에 우엉을 볶은 후 반 정도 익으면 물 2큰술, 간장, 설탕, 청주, 레몬즙, 조청, 생강 1, 양파를 넣고 중불에서 조린 후 식힌다.

3. 모양 만들기

밥은 속을 넣은 후 삼각형 모양으로 만든다.

모양을 만든 밥에 김을 얹고 그 위에 달걀 노른자, 신선초 가루를 뿌린다.

청소년을 위한 약선

청소년기의 학생들은 성장발육이 왕성하므로, 영양 공급이 충분하도록 규칙적인 식사를 하는 것이 좋다. 특히 시간이 없다는 핑계로 인스턴트 음식을 먹거나 결식을 하는 행동은 좋지 못한 식습관을 형성할 뿐만 아니라 결국 건강을 해치는 원인이 된다.

특히 청소년들은 성장에 필요한 에너지와 단백질의 공급이 필수적이고, 골격 성장을 위한 칼슘 섭취와 성장에 따른 적혈구 수 증가로 인해 철분을 충분히 섭취하여야 한다. 반면 이러한 영양 섭취가 원활하게 이루어지지 못하면 성장 부진과 각종 면역체계 약화는 물론 뇌세포의 기능 저하를 초래하여 학습 능력까지 부진하게 된다. 뿐만 아니라 성인이 되어서도 각종 현대병을 비롯한 오장의 기능을 저하시켜 성인기의 각종 질환으로 이어질 수 있으므로 각별히 주의해야 한다. 따라서 가장 합리적이면서 주변에서 쉽게 구할 수 있는 식재료를 이용해 건강식을 조리하도록 하고 스트레스를 해소하기 위한 식사, 소화가 잘되는 식사를 권장하며, 특히 머리를 맑게 하는 음식을 공급해 주어야 한다.

청소년 약선 지침

1) 제철식품으로 어른보다 많은 가짓수의 다양한 식품을 섭취하도록 한다.
2) 자극적인 향신료는 피하고 달거나 짜지 않도록 조리한다.
3) 식사 시간을 일정하게 정한다.
4) 물을 많이 마시도록 한다.
5) 수험생들이 많은 만큼 뇌의 발달을 위해 글루타치온과 타우린이 많은 오징어, 참치, 문어, 낙지, 간, 생굴, 조개 등을 많이 섭취한다.
6) 지방산 중 오메가-3, 오메가-6 계열의 지방산, DHA, EPA 함량이 풍부한 등푸른 생선을 정기적으로 섭취한다.

청소년을 위한 간단한 약선

'구이' 요리는 단시간 내에 가장 간단하게 차릴 수 있는 조리 방법일 뿐만 아니라 닭, 야채, 생선 등 다양한 재료를 사용할 수 있다. 또한 식욕이 왕성한 청소년기 아이들이 가장 좋아하는 요리이기도 하다. 다양한 소스를 사용하면 풍부한 맛을 낼 수 있고 기름으로 튀기는 요리보다 영양 손실과 칼로리가 적고 담백한 맛을 낸다.

▌메로구이

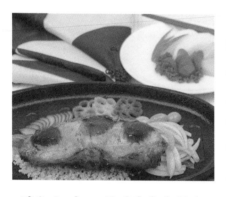

메로는 남극해의 2000m 깊은 바다 속에서 서식하는 생선으로 맛이 고소하면서 향이 좋다. 또한 비타민 A, 비타민 D, 비타민 E가 다량 함유되어 질병으로부터 체내 면역력을 높이고, 두뇌발달에 좋은 EPA(eicosapentaenoic acid) 와 DHA(docosahexaenoic acid)의 함량이 풍부해 혈소판의 응집을 억제하고 혈액순환을 촉진하며, 동맥경화 심근경색, 뇌경색 등의 혈관질

환을 예방할 수 있다. 또한 DHA가 풍부해 기억력과 집중력을 필요로 하는 청소년기에 적합한 영양소로 어린이는 물론 노인들에게도 권할 만하다. 비린내가 없고 노화방지, 피부에도 좋다. 보통 메로구이는 소금구이의 형태로 제공되는 경우가 많은데 메로는 장어보다 지방 함량이 높기 때문에 담백한 맛을 느끼게 하는 된장이나 간장 양념을 발라가며 굽는 것이 더욱 좋다.

재료 및 분량

메로 200g, 양파 1개, 오이 $\frac{1}{2}$개, 은행 5알, 좁쌀 30g, 간장 4큰술, 찹쌀가루 $\frac{1}{2}$컵,

흑임자 가루 30g, 청주 2큰술, 통후추, 조청 2큰술, 생강 한편, 파, 마늘 1쪽

조리 방법

1. 재료 손질하기

- 메로는 2cm 두께로 썰어 소금물에 담갔다가 해동되면 물기를 제거한 다음 굽는다.

- 양파는 채를 썬다.

- 좁쌀은 깨끗이 씻어 찜통에 찐다.

- 은행은 가열된 팬에 볶은 후 껍질을 제거한 다음 꼬치에 꿰어놓는다.

- 오이는 길게 반을 자른 후 어슷썰기해서 칼집을 낸 다음 소금물에 담근다.

- 찹쌀가루는 체에 쳐 놓는다.

2. 메로 양념장 만들기

간장, 설탕, 조청, 생강, 청주 달인 양념을 발라가며 구워준다.

간장, 흑임자 가루, 조청, 청주, 생강, 마늘, 파, 통후추를 넣어 약한 불로 조린 다음

조려지면 찹쌀가루 물을 넣어가며 농도 조절을 한다.

3. 철판에 담기

예열된 철판에 좁쌀 밥을 얹고 양파 채를 깐 다음 메로구이를 얹는다.

준비된 오이채와 은행, 삼색 연근조림을 고명으로 얹고 소스를 끼얹는다.

성인을 위한 약선

성인에게 가장 문제가 되는 것은 대부분 열량 과잉이나 포화지 방산 및 염분의 과다 섭취이다. 성인기는 청소년기보다 필요한 열 량이 많지만 음식을 과다하게 섭취해 열량을 높이기보다는 자신의 신체에 적합한 양을 섭취하는 것이 바람직하다. 또한 성인기에는 적절한 영양 섭취와 건강관리를 소홀하게 되면 각종 성인병 질환 에 시달리기 쉽다. 따라서 열량은 활동량과 소화 정도에 따라 조절 하는 것이 바람직하고, 비타민과 무기질은 야채류, 과일류, 견과류 (잣, 호두, 땅콩 등), 해조류 등을 통해 충분히 섭취함으로써 인체 내 모 든 대사metabolism를 원활하게 도울 필요가 있다.

특히 칼슘은 결석과 같은 질환이 없다면 보통 먹는 양보다 조금 더 먹어주는 것이 골다공증을 예방하는 데 좋다. 당질이나 지방 역

시 개인의 소화 정도 및 기호에 따라 조절하는 것이 필요하다.

성인 약선 지침

1) 과식하지 않도록 한다.

2) 과도한 칼로리 음식을 피한다.

3) 짠 음식을 피한다.

4) 피를 맑게 하고 해독 작용이 있는 음식을 선별한다.

5) 비타민과 무기질이 많은 음식을 섭취한다.

6) 식품이나 음식을 통해 영양의 균형을 이루기 어렵다면 보양, 보음, 보기, 보혈을 할 수 있는 약재를 공급해 주는 것이 바람직하다.

성인을 위한 간단한 약선

한국인의 식단에서 빠지지 않는 것 중에 하나가 바로 '국'이다. 우리 전통 밥상은 밥을 먹을 때 일반적으로 국을 함께 내며, 밥과 국은 모든 밥상 위 음식들 중에서도 기본 중에 기본이다. 이 국은 다양한 재료들로 조리할 수 있으며, 먹기가 부드럽고 편하다. 또한 제대로 된 국 한 그릇만 있으면 별다른 반찬 없이도 거뜬히 식사를 즐길 수 있어서 간편하기도 하다.

해장국

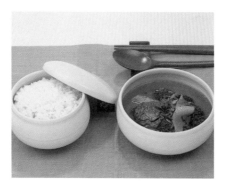

해장국 하면 보통 술꾼들이 술을 마신 후 몸의 숙취를 빨리 제거하기 위해 먹는 따뜻한 국물 음식으로서 속을 덥히는 것으로 알려져 있다. 또한 장국으로 '속을 풀어준다'는 의미로 줄여서 말하는 이른이기도 하다. 사실 술을 하지 못하는 사람도 얼큰한 국물 맛에 해장국을 많이 찾는다. 해장국은 다섯 가지 영양소가 골고루 들어 있는 음식이다.

각종 내장과 등뼈에는 단백질이 풍부하고, 국물인 육수는 하루 종일 끓여 뼈 속의 칼슘이 충분히 우러나와 있으며, 시래기와 파를 비롯한 부식에는 비타민과 무기질이 풍부하고, 따뜻한 밥 한 공기는 당질이 풍부하며, 지방은 내장에 함유되어 있으니 거의 완전한 음식이다.

게다가 신선한 선지로 만든 해장국은 철분까지 섭취할 수 있으니 성장기 청소년을 비롯한 성인, 노인들에게 기혈氣血을 보충할 수 있는 약선이다. 특히 술을 마신 다음 먹을 경우 칡, 황태를 같이 끓이든가 아스파라긴산이 들어 있는 콩나물을 첨가해도 좋다.

재료 및 분량

양지머리 400g, 콩나물 150g, 무 200g, 허파 200g, 곱창 50g, 양 50g, 벌집양 30g,

콩나물 50g, 우거지 30g, 선지 30g, 굵은 소금, 양파 1개, 대파 3뿌리, 물 8컵, 된장 30g,

고춧가루 2큰술, 마늘 5쪽, 청주 1큰술, 국간장 1큰술, 생강, 고추절임 1큰술

조리 방법

1. 재료 손질하기

- 양지머리는 찬물에 담가 핏물을 빼고 물이 끓으면 고기를 넣은 후 무, 파(흰 부분), 양파,

  마늘, 생강편을 넣고 푹 끓여 육수를 만든다. 식힌 육수는 기름기를 제거한 후 면보에

  거른다.

- 곱창은 굳은 기름을 떼어내고 밀가루와 굵은 소금으로 문질러 씻은 후 깨끗이 헹궈 파,

  마늘, 생강편을 넣고 삶아 냉수에 헹군다.

- 허파는 지방을 여러 차례 찔러서 핏물을 제거한 다음 파, 양파, 마늘, 생강편을 넣고

  끓인 물에 삶아 냉수에 헹군다.

- 벌집양은 소금과 밀가루로 문질러 씻고 뜨거운 물에 살짝 데쳐 낸 후 검은 부분을 칼로

  긁어 하얗게 해서 이용한다.

- 양은 위 중에 즙이 가장 많은 부분이므로 소금과 밀가루로 비벼 깨끗이 씻은 뒤 찬물에

  헹궈 삶은 다음 다시 냉수에 헹군다.

- 콩나물은 깨끗이 다듬어 씻은 후 물기를 제거한다.

  신선한 선지는 끓는 물에 삶아 찬물에 헹구어 준비한다.

- 우거지는 깨끗이 씻어 불린 후 갊은 다음 된장, 파, 마늘을 섞어서 준비한다.

- 대파는 크게 어슷썰기하고 흰 부분은 모양 그대로 동그랗게 썰어둔다.

2. 양념 다대기

고춧가루, 국간장, 다진 파, 다진 마늘, 소금, 후추, 참기름을 섞어 양념장을 만든다.

3. 끓이기

뚝배기에 된장, 육수가 끓으면 양지머리, 곱창, 양, 벌집양, 허파, 우거지를 넣은 후

끓으면 콩나물, 선지, 대파, 마늘을 넣어 다시 끓인다.

4. 그릇에 담기

대접은 따뜻하게 준비한 후 탕을 담아 밥, 양념 다대기, 파, 절인 고추 다진 것을 함께 낸다.

노인을 위한 약선

사람은 나이가 들면서 체내 수분 저하, 피하지방의 감소, 탈모와 탈색, 난청, 시력 저하 등 노화 현상이 일어난다. 또한 치아와 골격을 지원해 주는 조직의 변화로 치아가 빠지기도 하고, 골격이 약해지며, 미각이 떨어지고 장부의 기능이 약해진다.

예를 들어 위胃는 위점막의 위축으로 소화액 분비가 급격히 감소되고 장腸 소화 운동도 차츰 둔해지며, 구성 세포가 급격히 줄어

들어 전반적인 능력이 떨어지고 신장 기능에도 장애가 와서 배설물의 여과 기능이 저하된다.

또한 기타 영양소의 재흡수율 저하, 호르몬의 분비 감소 등을 초래하며, 혈청의 흐름 속도도 느려져서 영양소가 각 조직으로 고루 운반되지 못해서 활동력이 떨어지고, 쉽게 피로하며, 병에 대한 저항력도 약해진다.

노인들은 노화로 인해 신장腎臟의 기능이 저하되어 칼슘대사가 원활하지 못하다. 따라서 칼슘이 함유된 식품을 많이 먹기보다는 신장의 기능을 보補해 주는 종자류(검은깨, 들깨, 구기자)를 이용하는 것이 좋다. 또한 몸의 허실虛實을 파악하여 자신에게 적합한 약선 재료들을 찾는 것이 무엇보다 중요하다.

노인을 위한 약선 지침

1) 야채류, 과실류, 해조류를 충분히 섭취하여 신체대사를 원활히 한다.
2) 각종 견과류를 이용한 약선을 통해 노인성 치매를 예방하고, 폐肺의 기운을 보補하는 동시에 피부를 윤택하게 해준다.
3) 육류보다는 야채류를 많이 포함한 식단을 구성하여 부족한 비타민과 무기질을 보충한다.
4) 소량으로 규칙적인 식사를 하도록 한다.

5) 필요하다면 특별한 보양식품을 먹도록 한다.

노인을 위한 간단한 약선

'죽' 요리는 이빨이 약하고 소화 기능이 떨어진 노인들이 섭식하기 편한 음식이다. 또한 죽이라고 하면 평이한 음식으로 여겨지지만, 그 안에 들어가는 재료에 따라 향미와 느낌을 달리할 수 있어 단조로움을 벗어날 수 있다. 먹기 어려운 음식도 죽을 조리할 때 섞어 먹으면 충분히 섭취가 가능하고, 여러 재료를 사용하면 영양가를 높일 수 있다.

행인죽

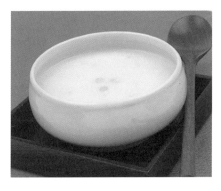

행인杏仁은 살구씨를 뜻하는 것으로 옛날 중국에 환자를 치료하고 나서도 치료비를 요구하지 않았던 한 의사의 이야기로부터 유래한다. 그는 가난한 환자들이 치료를 받고 미안해하면 괜찮다고 하면서 정 미안하면 치료비 대신 집 근처에 살구나무를 심어달라고 하였다. 이렇게 환자들을 치료하기를 수십 년, 의원의 집 근처에는 살구나무 숲이 무성하게 되었다.

덕을 많이 쌓으려는 마음을 언급할 때 행림杏林이라는 단어를 많이 쓰는데, 이렇듯 살구씨는 다양한 질병을 치유하는 약이자 식품으로서 많은 덕을 베풀어왔다. 살구씨 기름은 가래를 삭히고, 대장운동을 촉진시켜 변비를 예방하고, 피부를 윤택하게 하며, 호흡 기능을 강화시키는 효과가 있어 노인들에게 더 없이 좋은 약선 재료이다. 성미는 따뜻하며溫 달고甘 쓰며苦 독이 있다. 살구씨는 황갈색 씨 껍질을 벗기고 밀기울과 함께 노랗게 볶아서 쓴다. 행인은 고소한 향과 맛이 나서, 볶은 후 기침, 가래가 있을 경우 찻숟가락으로 1순가락 정도를 씹어 먹을 수 있어서 가정에서도 이용 가능하

137

다. 또 볶은 것을 잘 밀봉하여 종이를 깔고 곱게 다져 죽을 끓여 먹으면 그 맛이 고소하며 향기롭다. 이러한 행인죽은 기氣가 치밀고, 폐肺 기허氣虛로 숨이 찬 것 등을 치료한다. 또한 개고기의 독을 없앤다고 하여 개장국을 먹고 나서 볶은 행인 한 숟가락을 후식으로 먹기도 한다.

재료 및 분량

쌀 1/2컵, 행인(살구씨) 30g, 물 5컵, 소금

조리 방법

1. 재료 손질하기

- 쌀은 깨끗이 씻어 2시간 정도 물에 담가두었다가 체에 담아 물기를 뺀다.

- 행인은 약한 불에 볶아 식힌 다음 믹서에 갈아서 준비한다.

- 쌀과 행인을 각각 분량의 물을 넣어 믹서에 곱게 갈아 놓는다.

2. 죽 끓이기

냄비에 쌀을 넣고 볶다가 물을 넣어 죽을 끓인다.

죽이 퍼지면 행인을 넣고 중간불에서 저어가며 끓인다.

3. 그릇에 담기

대접을 따뜻한 물에 데워 물기를 닦은 다음 죽을 7부 정도 담고 볶은 행인을 얹어 낸다.

P A R T ● 4

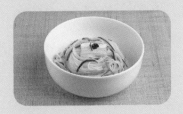

한국인에게 적합한
체질 밥상 차리기

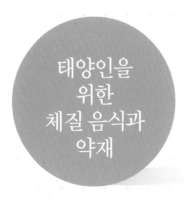

**태양인을
위한
체질 음식과
약재**

유익한 음식과 해로운 음식

태양인은 보명지주가 흡취지기吸取之氣, 몸 안의 기(氣)와 체액(體液)대사를 최소화하고 에너지를 저장이므로 이러한 체내 작용을 도울 수 있는 식품들이 좋다.

특히 뜨겁지 않은 음식이 좋으며, 채식과 지방이 적은 해물류, 간肝을 보하는 음식이 좋다. 반면 맵고 뜨거운 음식, 지방질이 많은 음식, 고칼로리 음식은 피한다.

유익한 식품	해로운 식품
곡류 쌀, 보리, 녹두, 들깨, 팥, 검정팥, 메밀, 메주, 옥수수	**곡류** 현미, 찹쌀, 메주콩, 흰콩, 율무, 수수, 붉은팥, 참깨
채소류 순채나물, 배추, 쑥갓, 브로컬리, 솔잎, 상추, 순무, 양파, 피망, 달래, 우엉, 고추, 컴프리, 시금치, 오이, 감자, 고구마, 숙주나물, 케일, 파슬리, 고사리	**채소류** 당근, 더덕, 열무, 부추, 콩나물, 참마, 미나리, 샐러리, 어성초, 무, 도라지, 적채, 생강, 신선초
버섯류 송이, 팽이, 표고 , 느타리	**버섯류** 운지, 영지
과일류 체리, 귤, 오렌지, 포도, 모과, 머루, 다래, 앵두, 매실, 유자, 키위, 자몽, 바나나, 딸기, 복숭아, 곶감, 살구, 무화과, 감	**과일류** 사과, 메론, 대추, 수박
해물류 고등어, 바다장어, 조기, 꽁치, 낙지, 새우, 멸치, 가자미, 게, 전복, 뱅어, 생굴, 조개, 재첩, 바지락, 참치, 미역, 김, 연어, 청어, 문어, 오징어, 자라, 해삼, 멍게, 붕어, 가물치, 다시마	**해물류** 민물장어, 미꾸라지, 이어, 멍게, 해삼
육류 모든 육류가 해롭다.	**육류** 모든 육류가 해롭다.
차 솔잎차, 녹차, 쑥차, 모과차, 머루차, 오가피차, 유자차, 감잎차	**차** 결명자차, 꿀차, 인삼차, 홍차, 커피. 쌍화차, 구기자차
기타 치즈, 두유, 야콘, 두부, 구연산, 로얄젤리, 오가피, 포도당, 포도주, 황설탕, 초콜릿, 잣, 아몬드, 냉면, 생맥주, 솔잎	**기타** 녹용, 모든 약(한약, 양약 포함), 오미자, 카레, 후추, 겨자, 땅콩, 밤, 계피, 참기름, 은행, 흰소금, 계란, 호두, 술, 우유, 자극성 있는 조미료

태양인을 위한 약재

태양인은 서늘한 기운의 약재가 바람직하다. 열격증(음식물을 삼키기가 어렵거나 식도 연하작용이 원활하지 않아 이내 토하는 증상)과 반위증(삼킨 음식이 위장에 들어가기는 하는데 일정 시간이 지나면 토해내는 증상), 해역증(마비나 통증 등 감각장애는 없지만 다리에 힘이 없어 보행이 불편한 상태)이 있다. 따라서 위·식도 질환과 불면증이 오기 쉽다.

소변이 불편하면 질병을 의심해야 한다. 쉽게 구해서 효과를 볼 수 있는 오가피 차는 관절과 허리, 뼈를 튼튼하게 해주며 다리의 힘도 길러준다.

솔잎차는 상체의 기를 맑게 하며 기운을 내려준다.

좋은 약재 : 오가피, 모과, 미후도, 솔잎, 영지버섯, 솔잎

체질에 맞는 약선

해삼새우탕, 감잎차, 메밀냉면, 게장, 낙지회, 탕평채,
문어·소라초회, 오징어회, 전복회, 해삼(회), 붕어찜, 버섯찌개,
조밥, 호두부추볶음

서늘한 봄날 저녁에 어울리는
탕평채

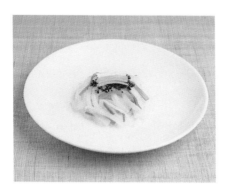

『동국세시기』「3월조」에서는 "녹두포를 만들어 잘게 썰고 돼지고기, 미나리, 김을 섞고 초장으로 무쳐서 서늘한 봄날 저녁에 먹을 수 있게 만든 음식을 탕평채라 한다"고 적어 이것이 봄철 입맛을 돋우는 음식임을 알려주고 있으며, 『명물기략』에서는 "정조 때 사색인의 탕평을 바라는 마음에서 갖은 재료를 고루 섞은 묵나물에 탕평채란 이름이 붙었다"고 전한다. 열을 내려주고, 소변을 원활히 해주며, 지혈 작용이 있어 열이 많은 체질, 머리가 어지럽고 눈이 충혈된 사람에게 좋다.

재료 및 분량

청포묵 100g, 쇠고기 30g, 숙주 20g, 미나리 20g, 달걀 1개, 김 1/4장,

*고기 양념장 : 간장 2큰술, 설탕 1/4 작은술, 다진 파 1작은술, 다진 마늘 1/2 작은술,

후춧가루, 참기름, 깨소금

*초간장 : 간장 1큰술, 설탕 1/2큰술, 식초 1큰술

조리 방법

1. 재료 손질하기

- 청포묵은 7cm × 0.4cm × 0.4cm로 자른 다음 끓는 물에 살짝 데친 뒤 다시 찬물에

  헹군다.

  묵의 물기를 제거하고 참기름과 소금으로 양념을 하여 묵이 부서지지 않게

  살살 무친다.

- 숙주는 머리와 꼬리를 손질한다.

- 미나리는 다듬어서 4~5cm 길이로 썬 다음 끓는 물에 소금을 넣고 각각 데쳐 물기를

  제거한다.

- 쇠고기는 4~5cm 길이로 채썰어 간장 양념장에 재운 뒤 팬에 볶는다.

- 달걀은 황·백 지단을 부친 뒤 4cm 길이로 썬다.

- 김은 약한 불에 구워서 부순 다음 체에 내린다.

2. 초간장 만들기

그릇에 간장, 설탕, 식초를 넣어 초간장을 만든다.

3. 그릇에 담기

청포묵, 고기, 미나리, 숙주를 합쳐 초간장을 넣고 살살 버무려 접시에 담은 다음,

황·백 지단, 김을 고명으로 올린다.

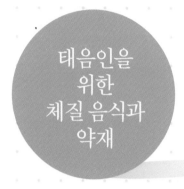

태음인을
위한
체질 음식과
약재

유익한 음식과 해로운 음식

태음인은 위장 기능이 좋아 식욕이 좋은 만큼 과식하기 쉽다. 따라서 육류와 고칼로리 음식 섭취를 제한하고, 고단백질 음식과 다양한 채소류, 생선류 등을 섭취해야 하며, 살이 찐 경우는 운동요법과 식이요법을 병행해야 한다.

간의 기능이 튼튼하고 폐와 심장 기능이 약한 간대폐소肝大肺小 체질이므로 체내대사활동을 촉진시켜 에너지를 발산하는 것이 좋다. 따라서 땀을 내게 하거나 방향성을 가진 음식을 섭취하는 것이 바람직하며, 보폐補肺시키는 음식이 좋다.

146

유익한 식품	해로운 식품
곡류 율무, 콩, 땅콩, 밀, 찹쌀, 현미, 수수, 들깨, 완두콩, 옥수수	**곡류** 녹두, 메밀, 보리,
채소류 오이, 양배추, 시금치, 호박, 콩나물, 토란, 당근, 연근, 두릅, 가지, 들깨, 씀바귀, 무, 마, 상치, 도라지, 호박, 녹두, 더덕, 고사리, 버섯	**채소류** 미나리 , 적채, 배추, 샐러리
버섯류 송이, 표고, 느타리, 팽이	**버섯류** 운지, 영지
과일류 유자, 살구, 딸기,수박, 살구, 자두, 배, 레몬, 복숭아, 토마토, 무화과	**과일류** 포도, 멜론, 참외, 모과, 곶감, 머루, 대추, 배
해산물 대구, 미역, 다시마, 해조류, 청어, 갈치, 눈치, 간유, 명란, 우렁이, 뱀장어, 대합, 꼬막, 김	**해산물** 굴, 조개, 게, 재첩, 낙지, 문어, 청어, 고등어, 정어리, 꽁치, 새우, 바지락
육류 소고기	**육류** 닭고기, 염소고기, 개고기,
차 들깨차, 녹차, 오미자차, 율무차, 칡차, 커피	**차** 인삼차, 결명자, 구기자
기타 밤, 호두, 땅콩, 우유, 곰탕, 명란젓, 설탕, 버터, 치즈	**기타** 오가피, 꿀, 포도당, 어성초

147

태음인을 위한 약재

간과 소장의 기능이 항진되어 열이 생성되어 이 사기가 밖으로 빠져 나가지 못해 폐의 기능이 저하되는 질병이 많이 발생하므로 이를 위해 혈을 보충해주는 것이 바람직하다. 또한 알러지 증상, 당뇨, 종기, 피부·소화기·뇌혈관 질환, 순환기계 질환, 호흡기 질환, 장질환, 피부 질환이 발생하기 쉽다.

칡차, 칡즙은 머리의 열을 내려주고 진액을 붙돋아주며, 목의 뻣뻣한 기운을 풀어주고 혈압, 당뇨, 동맥경화 등의 여러 성인병에 효과적이다. 더덕이나 도라지차는 폐의 기능을 도와주고 기침, 해수 등에 좋다. 오미자차는 다섯 가지의 맛이 나서 붙여진 이름으로 폐와 기관지를 도와주고 열을 내리며 갈증을 없애준다. 녹차, 영지버섯 등은 습과 담을 제거하고 피를 맑게 하여 혈액순환을 도와준다.

좋은 약재 : 맥문동, 오미자, 산약, 도라지(길경), 우황, 황금, 행인, 마황, 의이인, 황율, 웅담, 원지, 녹용, 갈근, 상백피

체질에 맞는 약선 레시피

육개장, 냉콩국수, 오미자차, 갈치구이, 대구탕, 꽁치구이, 민어매운탕, 송어튀김, 잉어탕, 조기찌게, 모과차, 솔잎차, 조개탕, 연포탕

향기로 마음을 다스리는
모과차

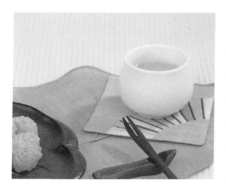

가을철 노란 모과는 보는 것만으로도 좋지만 음식으로 조리하면 그 맛과 향이 너무 좋아 모과를 집청해 본 사람이면 매년 늦가을 모과를 사는 일을 게을리 하지 않게 된다.

작은 모과를 나박나박 썰면 몇 배 되는 양에 흐뭇해지고 집청한 모과에서 노란 빛이 우러나오면 그해 가을은 그걸 보는 것만으로도 마냥 행복하다. 모과木果는 맛이 시고(酸) 성질이 따뜻하다(溫).

모과의 약성은 힘줄과 뼈를 튼튼히 하고 다리와 무릎의 힘을 기르며 근육이 저리고 아플 때는 약으로도 사용한다. 노인들은 노화에 따라 뼈에서 칼슘이 빠져나가고 근육이 약화되어 통증을 호소하는 경우가 많다. 또한 위장 기능이 약하여 구역질이 나거나 자주 체하는 증세도 있고, 기침과 가래를 없애기 때문에 감기 증상을 완화시키고 음식을 먹은 뒤 소화를 도와준다.

또한 모과는 차뿐만 아니라 차를 우려내어 모과양갱, 모과찐빵 등에 차를 넣어 만들면 달콤한 맛과 부드러운 향이 좋다.

재료 및 분량

모과 300g, 꿀 400g

조리 방법

1. 재료 준비하기

모과를 깨끗이 손질한 후 길이로 4등분해서 씨를 빼고 얇고 납작하게 썬다.

2. 재료 혼합하기

모과와 설탕을 잘 섞는다.

밀폐용기에 모과를 담고 꿀을 부어 1~2주일 재어둔다.

3. 모과차 끓이기

찻잔에 모과 2큰술을 담고 끓는 물을 부어 우려낸다.

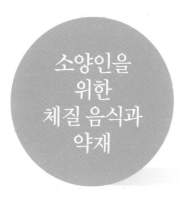

소양인을
위한
체질 음식과
약재

유익한 음식과 해로운 음식

소양인은 비장 기능이 튼튼해 겨울에도 몸이 뜨거우므로 찬물을 즐기고, 여름에는 빙과류를 많이 먹는다. 반면 비뇨와 생식 기능이 약해 남성은 정력이 약하고, 여성은 임신과 출산이 힘들 수 있다. 또한 신장 기능이 약해짐으로써 간 기능이 저하되고, 동맥경화, 고혈압 등이 발생하기 쉽고, 목이 마른 소갈증과 당뇨병 등이 생길 수 있다. 이 체질의 사람에게는 성질이 서늘하고, 소화가 쉬우며, 특히 대변을 원활히 볼 수 있는 식품이 적합하다.

유익한 식품	해로운 식품
곡류 참깨, 메밀,백미, 보리, 메주콩, 녹두, 팥, 좁쌀	**곡류** 현미, 차조, 율무, 수수, 찹쌀, 참깨
채소류 오이, 미나리, 아욱, 배추, 상치, 우엉(뿌리), 가지, 양배추, 호박, 샐러리, 숙주나물, 시금치, 토란, 쑥, 신선초, 어성초, 깻잎, 취나물, 냉이, 달래, 씀바귀, 익모초, 열무	**채소류** 참마, 당근, 콩나물, 감자, 고구마, 더덕, 부추, 생강, 양파, 파, 적채, 고추, 생강, 파, 마늘
버섯류 표고, 팽이, 느타리, 운지, 영지	
과일류 배, 키위, 살구, 수박, 토마토, 바나나, 딸기, 참외, 메론, 파인애플, 무화과	**과일류** 레몬, 머루, 귤, 자몽, 모과, 오렌지
해산물 가물치, 잉어, 자라, 바지락, 대구, 은어, 가오리, 삼치, 가자미, 굴, 새우, 조개, 멍게, 해삼, 전복, 가재, 복어, 낙지, 문어, 고등어, 갈치, 도미, 멸치, 게	**해산물** 조기, 굴비, 멍게, 다시마, 해삼, 미역, 김
육류 돼지고기, 오리고기(중풍, 고혈압, 당뇨 환자 에게는 나쁨)	**육류** 닭고기, 개고기, 염소고기
차 보리차, 구기자차, 결명자차, 두충차, 복분자차, 녹차	**차** 홍차, 쌍화차, 꿀차, 인삼차, 계피차, 커피
기타 복분자 주스, 된장, 토마토주스, 생맥주, 빙과, 잣, 땅콩, 아몬드	**기타** 참기름, 카레, 후추, 겨자, 소금, 백설탕, 맵거나 자극성 있는 조미료, 밀가루, 우유, 엿, 꿀

소양인을 위한 약재

소양인은 체내의 열기를 이기지 못해 질병이 발생하게 되므로 비뇨·생식기 질환, 소화성 궤양, 신경계 질환(요통), 골질환(골다공증)이 발생하기 쉽다. 따라서 차가운 성질의 약재를 이용하는 것이 바람직하다.

차로써 마실 수 있는 산수유차, 구기자차는 뼈를 튼튼히 해주고 위로 오르는 화를 잡아주고 음기를 보하여 정력 증강을 도와준다. 결명자차는 찬 성질로서 눈의 열을 내려주어 눈을 밝게 해주고 눈의 충혈, 녹내장, 백내장 등에도 좋다. 홍화씨는 뼈를 튼튼하게 하며 골다공증을 예방하여 준다.

좋은 약재 : 결명자, 구기자, 숙지황, 복분자, 산수유, 영지버섯, 생지황, 치자, 박하, 구기자, 목단피, 복분자, 형개, 강활, 독활, 방풍, 백복령, 택사

체질에 맞는 약선 레시피

가물치탕, 결명자차, 임자수탕, 메밀국수, 보리밥, 상추쌈밥, 열무비빔밥, 열무김치, 질경이 무침, 더덕생채, 시금치무침

먹기 부담 없고 건강한
단호박죽

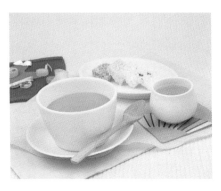

단호박은 맛이 달고 (甘) 성질이 한쪽으로 치우침이 없는 약선 재료이다. 단호박의 약성은 대장大腸, 소장小腸, 폐肺, 위胃까지 포괄해 호흡과 피부, 또한 대소변 배출에 좋은 효과를 내므로 이러한 질환을 예방하거나 치료하는 데 이용 가능한 약선 재료이다. 단호박에는 베타 카로틴 β-carotene이 다량 함유되어 비타민 A의 흡수를 높일 수 있다.

이 음식은. 어지럼증과 눈이 잘 보이지 않거나 마른기침을 할 때 이용할 수 있는 약선이다.

한편 체한 상태이거나 몸이 많이 지쳐있을 때에는 단호박을 많이 먹이지 않도록 한다. 만약 조리법을 죽의 형태로 했을 경우는 무방하나 퍽퍽한 질감이 오히려 체기를 더하는 결과를 초래할 수 있기 때문이다.

재료 및 분량

단호박 1/4개, 잣 즙 1/3컵, 설탕

조리 방법

1. 재료 손질하기

- 단호박은 깨끗이 씻어 1/4등분으로 자른 후 속의 씨를 제거하고 찜통(전자레인지)에 찐다.

-잣도 고깔을 떼고 깨끗이 손질해서 1/3컵의 물과 함께 믹서에 갈아서 준비한다.

2. 죽 끓이기

찐 단호박과 잣즙을 섞어 한소끔 끓인다.

3. 그릇에 담기

죽이 다 끓으면 예열된 그릇에 죽을 담은 후 소금, 설탕을 함께 낸다.

155

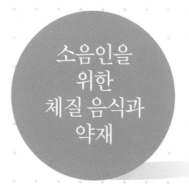

유익한 음식과 해로운 음식

소음인은 신장 기능이 튼튼하고 비장 기능이 약하다. 몸이 차서 소화기능이 약하므로 성질이 따뜻하고 소화를 원활하게 하는 음식이 바람직하다. 지방질 음식이나 찬 음식, 날음식은 피한다.

유익한 식품	해로운 식품
곡류 잣, 율무, 두부, 찹쌀, 현미, 차조, 기장, 콩, 검은깨, 참깨, 땅콩	**곡류** 율무, 메밀, 녹두, 보리, 팥, 수수, 검은콩, 들깨
채소류 파, 우엉, 치커리, 죽순, 파슬리, 시금치, 양배추, 미나리, 양파, 부추, 당근, 쑥, 도라지, 씀바귀, 익모초, 호박, 피망, 가지, 감자, 마늘, 생강	**채소류** 깻잎, 케일, 신선초, 도라지, 더덕, 참마, 토란, 미나리, 샐러리, 컴프리, 유색상추, 오이, 당근, 배추
버섯류 표고, 팽이, 목이	**버섯류** 운지, 영지
과일류 석류, 토마토, 귤, 오렌지, 사과, 앵두, 탱자, 복숭아, 자몽	**과일류** 바나나, 수박, 머루, 참외, 포도, 배, 감, 매실, 메론, 키위, 모과
해산물 미꾸라지, 잉어, 가물치, 조기, 명태, 미역, 김, 다시마, 멸치, 도미, 민어, 대합, 전복	**해산물** 전복, 정어리, 꽁치, 오징어, 낙지, 문어, 고등어, 청어, 새우, 조개, 재첩, 바지락, 참치, 갈치
육류 염소고기, 소고기, 닭고기, 오리고기, 개고기(중풍, 혈압, 당뇨병자는 금함), 노루고기	**육류** 돼지고기
차 귤차, 더덕차, 인삼차, 꿀차, 레몬차, 생강차, 쌍화차, 계피차	**차** 결명자차, 오미자차, 구기자차
기타 미더덕, 향어, 겨자, 카레, 마늘, 다슬기, 메기, 붕어, 쏘가리, 요구르트	**기타** 우유, 밀가루, 라면, 들기름, 계란, 보리밥, 어성초, 오가피, 생맥주, 빙과류

소음인을 위한 약재

가장 부담 없이 복용할 수 있는 것은 인삼 생강과 대추로 만든 차이다. 이 세 가지를 같이 다려서 먹는데, 기가 부족하면 인삼을 많이 넣고 혈액순환과 소화가 걱정되면 생강 양을 늘리면 된다. 마음의 안정을 원한다면 대추 양을 늘려서 복용한다.

또한 쑥차는 따뜻한 성질의 약이므로 아랫배와 손발이 찰 때 좋고, 익모초차는 자궁의 기능을 도와주고 아랫배를 따뜻하게 만들어준다. 황기차는 몸에 땀이 많을 때 기를 보충해 허한 땀을 줄여준다. 건피차, 유자차 등은 소화와 기혈 순환을 도와준다. 두충차는 허리, 관절, 무릎을 튼튼하게 해주고 골다공증을 예방한다. 당귀차, 천궁차는 혈을 보충해준다. 그 외에 꿀도 위장의 기능을 도와 변비를 풀어주고 면역 기능을 회복하도록 해준다. 여기에다가 인삼 가루를 섞어서 먹어도 좋다.

좋은 약재 : 홍화, 목향, 정향, 감초, 계피, 당귀, 로얄젤리, 육종용, 익모초, 인삼, 황기, 흑염소, 자라, 대추, 생강, 쑥, 두충, 귤, 천궁

체질에 맞는 약선 레시피

삼계탕, 산채비빔밥, 밀국수, 추어탕, 인삼차, 생강차, 염소전골,

삼계탕, 장어탕, 장어구이, 홍합탕, 홍합튀김, 가자미조림,

은어튀김, 미더덕찜

담백하고 원기를 북돋아주는
장어구이

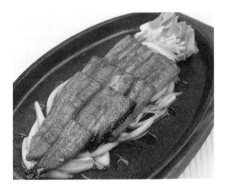

장어는 만리어萬里魚라
고도 하며 성미는 맛이
달고甘 성질이 차다寒. 일
찍이 장어는 몸을 보補할
수 있는 식품으로 알려졌
는데 몸에 허열虛熱이 있
고 쉽게 피곤을 느끼거나
영양실조 증상이 있는 사람에게 좋은 약선 재료이다.

장어에는 비타민 A, 비타민 E의 함량이 많고, 간장肝臟, 비장脾臟,
신장腎臟을 보補한다. 또한 근육과 뼈를 강하게 하고 혈맥의 소통을
원활하게 하므로 몸이 허약하고 기력 없는 사람에게 좋다. 또한 민

간에서는 폐 질환을 앓고 있는 사람, 치질, 종기 등을 낫게 하는 목적으로 이용하기도 한다.

한편 장어피에는 이크티오톡신이라는 독성이 있어 사람 눈에 들어가면 결막염을 일으키고 상처에 묻으면 피부염을 발생시키니 조심하도록 한다. 또한 음식 장어를 먹고 복숭아를 먹으면 설사를 일으킨다고 하니 주의하도록 하자.

재료 및 분량

장어 1마리, 생강, 마늘, 양파 1개

양념장 : 간장 3큰술, 청주 3큰술, 설탕 2큰술, 다시마 국물 5큰술, 생강 1쪽, 대파 1대,

산초가루, 통후추, 팔각회향, 다시마물, 조청

조리 방법

1. 재료 손질하기

- 장어는 머리를 송곳으로 고정시켜 반으로 가르고 넓적하게 편 다음 가시를 발라내고

  내장과 머리, 꼬리를 잘라 물에 헹군 뒤 물기를 닦는다.

- 석쇠가 달구어지면 껍질 쪽부터 노르스름하게 애벌구이한 후 찜통에 넣고 20분간 찐다.

- 생강은 얇게 저민 후 식초에 담근다.

- 양파는 채 썬다.

- 마늘을 곱게 채 썬다.

2. 양념장 만들기

분량의 재료들을 냄비에 넣고 약한 불에서 조린다.

3. 석쇠에 굽기

석쇠에 달군 다음 기름을 바른 후 장어를 올려놓고 간장 양념을 2~3번 정도 덧발라가면서

굽는다.

4. 철판에 담기

가열한 철판에 양파 채 썬 것을 올려놓고 구운 장어를 올린 뒤 초생강, 마늘, 생강채를

올려낸다.

체질 약선을 섭취할 때 주의할 점

1. 체질에 지나치게 얽매이지 말라

체질을 정확하게 분류하는 것은 결코 쉽지 않은 일이다. 또한 체질의 성향이 겹쳐서 나타나는 경우도 있는 만큼 어떤 음식만 집중적으로 먹고 어떤 음식은 절대로 먹지 않는 식습관은 좋지 않다. 음식을 만드는 재료들은 나름대로 그 기능이 있으며, 그 기능 또한 한가지로 한정되지 않는 만큼, 그 음식의 전체적인 성질이 나에게 맞는지를 고려하는 정도면 충분하다.

2. 장기간의 섭식을 목표로 하라

음식은 병을 치료하는 약처럼 성분이 단단히 농축된 것이 아닌만큼 즉각적인 효험을 기대하기는 어렵다. 다만 우리는 매일 같이 음식을 섭취하고 사는 이상, 오래 습관적으로 먹는 음식이 중요한 것만은 틀림없다. 적은 효능을 가진 식품도 지속적으로 섭취하면 그 효험을 볼 수 있을 뿐만 아니라 음식은 약과 달라 부작용도 없다. 즉 약선을 즐길 때는 그 효험이 천천히 나타나게 된다는 점을 상기해야 한다.

3. 다양한 재료를 고려하라

어떤 특정한 재료가 좋다고 해도 그것은 어디까지나 다른 음식과 조화를 이룰 때 효과가 있는 것이다. 다시 말해 좋다고 해서 하나만 계속 먹는 것은 아무 소용이 없을 뿐 아니라 자칫 건강을 더 망칠 수도 있다. 건강한 생활은 장기적으로 지속되는 건전한 식생활과 고른 식이습관에서 나온다. 아무리 좋은 체질 약선도 규칙적이고 건전한 식습관이 바탕이 되어야 그 효과를 볼 수 있음을 기억해야 한다.

PART • 5

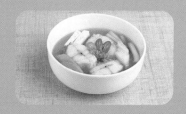

현대인에게 필요한
핵심 전통 식품

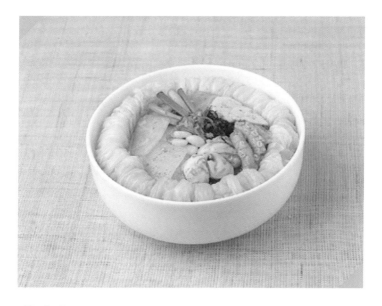

김치

김치는 소금에 절인 배추에 여러 양념류(고춧가루, 마늘, 생강, 파 및 무 등)를 혼합해서 보존성과 숙성도를 확보한 음식이다. 또한 이를 저온에서 숙성시켜 발효시킨다.

김치라는 이름의 연원은 '채소를 소금물에 담근다'는 의미의 '침채沈菜'는 '팀채', 혹은 '딤채'로 발음되다가, 이어서 '짐치'로, 또 다시 오늘날의 '김치'가 되었다.

김치의 기능

1) 김치는 익어가면서 항균 작용을 한다. 숙성되면서 발생하는 젖산균이 유해균의 작용을 억제해 장腸 속의 병원균을 억제한다.

2) 육류나 산성 식품을 과잉 섭취했을 때 혈액의 산성화로 발생되는 산 중독증을 예방해 준다.

3) 현대병 예방에도 도움을 주는데, 비만, 고혈압, 당뇨병, 소화기 계통의 암 예방에도 효과가 있다.

4) 위장 내의 단백질 분해 효소를 촉진시키며 장내 미생물 분포를 정상화시킨다.

김치의 영양학적 가치

영양 분석표에 의한 주요 김치 원료의 영양 성분을 보면, 김치는 칼로리보다는 여러 종류의 비타민과 무기질인 칼슘 성분을 더 풍부하게 공급한다.

특히 젓갈류에서 나오는 아미노산과 김치의 발효와 숙성에 따른 유기산, 고추, 마늘, 생강 등에 들어 있는 여러 특수 성분들이 김치의 영양학적 가치를 높이고 있다.

비타민

비타민은 다른 영양소들의 작용을 원활히 하고 체내의 여러 생리 현상을 돕는 필수적인 영양소로써 결핍되면 건강을 해치게 된다. 종류는 총 13가지로 수용성과 지용성으로 나뉘는데, 수용성은 많이 섭취해도 괜찮지만 지용성 비타민은 과잉 섭취 시 부작용이 생기기도 한다.

최근 들어 비타민은 스트레스와 격무에 시달리는 현대인들에게 반드시 필요한 영양소가 되었다. 비타민을 충분히 섭취하면 피로 회복뿐만 아니라 암과 심장병에도 도움이 된다는 연구 결과가 속속 등장하고 있다. 특히 비타민 C는 스트레스와 흡연 등으로 쉽게 파괴되는 만큼 권장량보다 많이 섭취하는 것이 좋은데, 제철 과일과 야채 등에 풍부하게 들어 있는 만큼 적절한 식단으로 비타민 C의 섭취에 신경을 써야 한다.

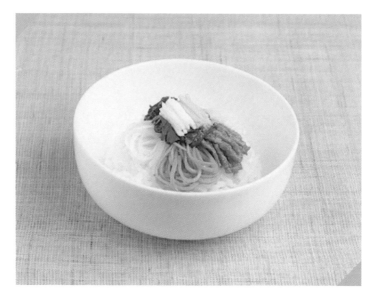

▌ 비빔밥

비빔밥이란 밥에 나물·고기·고명·양념 등을 넣어 참기름과 양념으로 비빈 것으로 골동반骨董飯이라고도 한다. 비빔밥이 처음으로 언급된 문헌은 1800년대 말엽의『시의전서』로서 골동반의 골汨은 '어지러울 골' 자이며, 동董은 '비빔밥 동' 자인데 골동汨董이란 여러 가지 물건을 한데 섞는 것을 말한다. 그러므로 골동반이란 이미 지어놓은 밥에다 여러 가지 찬을 섞어서 한데 비빈 것을 의미하는 것이다.

비빔밥은 계절에 따라 재료를 다양하게 쓸 수 있는데, 섣달 그믐

날 저녁 남은 음식을 해를 넘기지 않기 위해 비빔밥을 만들어 먹는 풍습이 있었다. 나물은 계절마다 다른데 되도록 색채와 영양소의 배합이 좋도록 한다.

비빔밥의 기능

1) 서구화된 식단으로 칼로리를 과도하게 섭취하고 있는 한국인에게 종합 비타민 무기질을 공급해서 한국인 식단의 문제점으로 손꼽히는 불균형한 영양 섭취를 보충한다. 또한 스트레스를 많이 받는 사람에게 적합하다.

2) 한국의 전통 발효 소스인 고추장이 항암효과와 현대병을 예방하는 데 탁월한 효능을 보이며, 그 안의 캡사이신(Capsicine)이 노폐물과 독소를 배출한다.

3) 쌀에 있는 펩타이드가 혈압상승을 억제하고 비타민 E · 엽산(Folic acid) · 토코트리에놀 같은 강력한 항산화 성분이 세포의 노화를 억제한다.

3) 밥은 밀가루보다 칼로리가 적고, 소화 흡수 시간이 비교적 길어 포만감을 오래 유지시켜준다. 또한 매운 맛을 내는 캡사이신이

171

비위를 가라앉히고 안정감을 주며, 땀이 나게 만들어 노폐물의 배설을 촉진해 체중 감량에 효과가 있다.

비빔밥의 영양학적 가치

비빔밥은 한국의 전문가 100인이 선정한 '최고의 건강식'에서 5위에 선정된 음식으로서, 1~4위가 콩, 현미, 토마토, 김치라는 점을 감안할 때 한국 요리 중에서 단연 으뜸가는 음식이다. 갖가지 나물과 고기 등이 어우러져 영양학적으로 균형 잡혀 있을 뿐만 아니라 갖은 나물에서는 각종 비타민과 미네랄 성분 그리고 풍부한 섬유소를 얻을 수 있다.

단백질과 아미노산

단백질은 우리 몸의 근육과 장기를 구성하는 성분이다. 이 단백질은 아미노산이 모여서 조직되는데, 단백질마다 아미노산 구성이 다르다. 아미노산은 총 20종으로 이 중에 9종은 체내에서 합성되지 않는 필수 아미노산으로서 반드시 음식을 통해 섭취해야 한다. 아미노산의 역할은 다양한데 혈압 조절 작용, 호르몬 분비, 나아가 면역체계에도 관련한다. 또한 좋은 아미노산 성분은 혈중의 콜레스테롤(

Cholesterol, CHOL)수치를 낮추어 준다. 이 아미노산은 식물성보다는 동물성 식품에 많지만 동물성 식품은 지방이 많이 함유되어 있는 만큼 편식하거나 과식하는 것은 피해야 한다.

된장

된장은 옛부터 '오덕五德'이라 불렸는데, 다른 맛과 섞어도 제 맛을 내고, 오랫동안 상하지 않으며, 비리고 기름진 냄새를 제거하며, 매운 맛을 부드럽게 하며, 어떤 음식과도 조화를 잘 이루는 다섯 가지 덕목을 갖춘 대표적인 우리나라의 전통 식품이다.

초기의 된장은 간장과 된장이 섞인 것처럼 걸쭉한 형태였다가 삼국시대에 이르러 메주를 쑤어 담았다. 고금문헌에 보면, 된장도 성질이 차고 맛이 짜며 독이 없다"고 하는데 된장은 해독, 해열에 사용되고, 물리거나 쏘여 생기는 독도 풀어주며, 불에 덴 데, 다친 곳에 바르기도 했다. 또한 명절에 난 술병도 된장국으로 달랬다.

된장의 기능

1) 된장은 우리 전통 발효식품 가운데 가장 항암효과가 탁월하다고 알려져 있다.

2) 간은 우리 몸에서 가장 중요한 기관으로서 섭취한 영양소 모두가 간을 통해 분배된다. 최근 밝혀진 바에 의하면, 된장은 간 독성 지표인 아미노기 전이효소의 활성을 떨어뜨려 간 기능을 촉진시킨다.

174

3) 항산화 작용을 하는 물질이 다량 함유되어 우리 몸의 젊음을 유지하게 한다.

4) 해수어, 육류, 채소, 버섯의 독을 푸는 데 효과가 있고 뱀, 벌레, 뱀독 등을 다스리는 데도 효용이 있다.

5) 식욕을 돋우는 음식인 동시에 소화 보조력이 좋아서 음식을 먹을 때 된장과 함께 먹으면 소화가 잘 되고 체하지 않는다.

된장의 영양학적 가치

된장은 청국장, 쌈장 고추장 등과 더불어 언급되는 한국의 전통 대두 발효식품으로, 곡류 단백질에서 부족 되기 쉬운 필수아미노산, 지방산, 유기산, 미네랄 등을 보충해준다. 또한 콩을 발효시키면 그냥 먹는 것보다 소화율과 영양적 가치가 훨씬 높아진다.

콩의 발효에 관여하는 미생물은 크게 곰팡이와 세균들인데, 이두 가지는 콩의 풍부한 단백질을 분해해 동맥경화, 심장질환 예방에 효과가 뛰어난 올리고 펩타이드 성분을 생산하고, 콩의 대표적인 성분인 이소플라본Isoflavone의 활성을 증가시킨다.

식이섬유

그동안 식이섬유는 에너지원이 아니라는 점에서 무익하다고 오해를 받아왔다. 그러나 최근 들어 식이섬유는 대장의 운동을 활발히 하고 대장암을 방지하는 물질로 인정받으면서 5대 영양소(당질, 단백질, 지질, 비타민, 무기질)에 이어 중요한 6대 영양소라고 불리고 있다. 이 식이섬유는 식물 세포의 구성 성분이며 물에 녹는 수용성과 물에 녹지 않는 불용성 식이섬유로 나뉘며, 장벽을 자극해 위장 운동과 소화액의 분비를 활발하게 하고, 배변을 좋게 해준다. 또한 담즙의 배출량을 늘려주며 혈중 콜레스테롤을 조절하고 동맥경화를 개선한다.

이 식이섬유가 부족하면 변비, 비만, 충치, 충수염, 대장암 등의 장 질환, 또한 고혈압과 당뇨병 같은 생활습관병이 발생할 수 있다.

식이섬유는 잡곡, 해조류, 과일, 콩, 감자 고구마 같은 뿌리채소 등에 많으며 섭취가 힘들다면 익혀서 먹어도 무방하다.

TIP 된장의 효능

1. 항암효과

전통된장은 전통발효식품 가운데 항암효과가 탁월할 뿐만 아니라간 기능의 회복과 간해독에도 효과가 큰 것으로 보고되고 있다.

2. 항산화 효과

재래된장의 항노화 효과는 항암효과나 간기능 증진효과에 비하여 더욱확실하게 설명되어지고 있다. 이것은 효과뿐만 아니라 구체적인 성분이판명되고 있기 때문이다. 된장에서 항노화작용을 하는 물질은 콩에 함유된 황색색소인 dfaidzein 및 daidzin을 비롯한 isojlavin류이며, 이들은 polyphenol류에 속하는 물질들이다.

3. 고혈압 예방효과

된장에 함유되어 있는 daidzin을 비롯한 isoflavon류가 두통을 경감시키는 효과와 함께 고혈압을 예방하는 효과가 있음을 실험적으로 증명하였다.

고추장

고추장은 메줏가루에 질게 지은 밥이나 찹쌀, 메주 등의 가루를 익혀 버무린 뒤 고춧가루와 소금을 넣어 담근 매운 장으로써, 단맛·매운맛·짠맛 등이 조화롭게 어우러져 있으면서 영양적으로도 우수한 발효 식품이다. 또한 콩으로부터 얻어지는 단백질과 구수한 맛, 찹쌀·멥쌀 등에서 얻어지는 당질뿐만 아니라, 고춧가루의 붉은 색과 더불어 매운맛, 간을 맞추기 위해 사용되는 간장과 소금에서도 풍부한 맛을 얻을 수 있는 독특한 우리 전통 식품이다.

고추장은 조선 시대 중엽 무렵, 고추가 전래된 뒤 만들어지기 시작했으며, 된장을 만들던 콩 가공기술과 고추가 만나 만들어진 일종의 퓨전 음식으로 생산되었다.

고추장의 효능

1) 자동산화 억제 및 증가를 도와준다. 고추와 고추씨의 함유 성분인 캡사이신이 항균작용을 하며, 베타카로틴, 비타민 C가 다량 함유되어 있어 돌연변이와 암을 막는다.

2) 피부를 자극하여 혈액순환을 도울 뿐만 아니라 비만 방지에도 효과가 크다. 캡사이신은 그 자체가 체지방을 감소시킬 뿐 아니

라 고춧가루 외에 고추장 재료인 메주는 숙성 때 생긴 성분이 체지방을 태우기 때문이다.

3) 고추장 메주와 엿으로부터 유래된 단백질 분해효소protease와 전분 분해효소amylase와 등이 소화를 촉진시킨다.

고추장의 영양학적 가치

오랜 역사와 전통을 자랑하는 고추장은 그 영향적인 면에서 어느 나라의 전통 음식 못지않게 뛰어나다. 최근 들어 여러 임상 실험에서도, 고추장은 간장이나 된장 못지않은 훌륭한 영양분을 가진 음식임이 입증되었다.

이를테면 단백질, 지방, 비타민 B2, 비타민C, 카로틴 등과 같이 우리 몸에 유익한 영양 성분들이 많으며, 다른 콩 가공 식품에 비해 단백질 함량은 떨어지지만 특유의 감칠맛을 갖고 있으며 된장 못 잖은 훌륭한 발효 · 저장 식품이다.

물

우리가 잘 아는 격언 중에 "인간은 흙에서 태어나 흙으로 돌아간다."는 말이 있다. 그러나 이것을 물의 관점에서 보면 어떨까? 인간은 태어나는 순간 어머니의 양수, 즉 물에서 시작해 성인이 되어서도 몸의 70% 가까이가 물로 구성된다. 이런 면에서 어쩌면 인간은 물에서 태어나 물로 돌아간다는 말이 더 적합할 수 있다.

다시 말해 물은 우리 몸을 이루는 가장 중요한 요소로써 미량의 미네랄과 눈에 보이지는 않지만 생체 활성을 도와주는 중요한 에너지를 가지고 있다. 실제로 최근 들어 발표된 수많은 물 관련 연구 자료들은 좋은 물을 충분하게 마시는 습관을 가지면 각종 현대병의 예방과 세포의 노화를 방지할 수 있다는 사실을 증명하고 있다.

전 세계를 통틀어 100세 이상의 장수 노인이 많은 세 지역이 있다. 바로 네팔 북쪽 티베트 근처의 훈자, 구소련 변방의 코카서스의 아브하지야, 중미 에콰도르의 발카밤바이다. 그리고 이 지역의 장수 비결을 연구한 학자들은 고산지대의 깨끗한 공기와 맑은 물이 장수의 비결이라고 진단했다.

다시 말해 좋은 음식은 기본적으로 그 재료가 가진 영양소나 상태도 중요하지만 그것을 요리하는 물이 좋을 때 맛은 물론 영양학적으로도 더 훌륭한 가치를 가진다고 할 수 있다.

TIP **고추장의 효능**

1. 소화촉진

고활성의 전분 분해효소와 단백질 분해효소의 작용으로 소화를 촉진한다.

2. 다이어트

고추장은 비만방지와 고추의 매운맛을 내는 캡사이신 성분이 체지방을 감소하고 태워주어 다이어트에 도움이 된다.

3. 생선비린내 제거

생선의 비린내를 가시게 하고 채소의 풋냄새를 없애는 효능이 있다.

4. 식욕 증진

고추장의 매운맛은 식욕이 없을 때 식욕을 돋구는 효능이 있다.

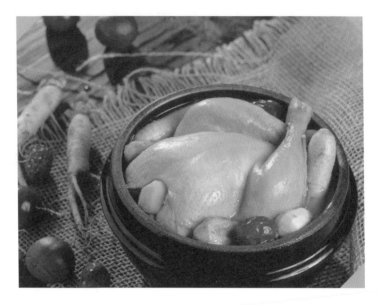

▌삼계탕

닭은 삼국시대 신라 이전부터 우리 민족의 중요한 육류 보급원이었고, 이후 시대의 흐름에 따라 삼계탕 요리까지 발전했다. 궁중 요리서인 『원재 을묘정리의궤』(1795년)에는 수랏상에 오르는 죽의 일종으로 영계백숙이 등장하는 반면, 조선 시대 요리서에는 삼계탕이 없다. 다만 영계백숙과 재료와 요리법에 별 차이가 없는 점으로 볼 때 삼계탕은 개화기 이후 영계백숙에서 갈라져 나온 음식으로 보인다.

삼계탕은 닭이 주재료이고 인삼이 부재료이므로 본래는 '계삼탕鷄蔘湯'이라고 해야 한다. 때문에 국어사전에서도 '계삼탕'을 표준말로 사용하는데, 인삼이 대중화되고 외국인들이 인삼의 가치를 인정하게 되면서 삼을 앞쪽으로 놓아 삼계탕이라 불리게 되었으리라.

삼계탕의 효능

1) 몸이 차갑고 추위를 많이 타고, 몸이 허약해서 마르고 식은땀을 흘릴 때, 쉬이 피로한 사람에게 좋다. 다만 성질이 뜨거운 음식이므로 평소에 열이 많거나 고혈압과 뇌졸중 등 뇌·심혈관 질환이 있는 사람에게는 적합하지 않다.

2) 삼계탕에 들어가는 인삼은 체내 효소를 활성화시켜 신진대사를 촉진시키고 피로를 빠르게 회복시킨다. 또한 마늘은 강장제로써, 밤과 대추는 위를 보하면서 빈혈을 예방한다.

3) 필수 아미노산이 풍부해 세포 재생에 효과가 있으며, 날개 부위의 뮤신 성분은 성장을 촉진하고 성기능과 정자의 운동 기능을 증진시킨다.

삼계탕의 영양학적 가치

현대 영양학적 수치로 볼 때, 닭고기는 닭 100g당 단백질 19.8g, 지방 14.1g, 회분 0.6g, 철 1.2mg, 비타민A 140 I.U.등으로 구성되어 있는 고단백 식품으로서, 쇠고기보다도 아미노산 함량이 더 풍부하다. 또한 맛과 영양 또한 풍부하고 체내의 부족한 양기를 북돋아 주는 건강식품이다. 여름철 무더위로 인해 찬음식을 많이 먹게되면 뱃속이 냉해지는 데 우리 선조들은 따뜻한 성질의 삼계탕을 먹음으로써 이열치열의 식이처방을 이용한 것이다. '이열치열以熱治熱'로 뜨거운 삼계탕을 한 그릇 먹으면 찬 음식을 먹는 것보다 오히려 개운하다.

또한 삼계탕에 이용되는 재료는 기운을 높여주는 인삼, 황기, 대추와 같은 보기補氣의 약재들이 주로 이용되었는데 이는 우리 조상들이 지닌 약식동원의 개념을 잘 충족시키는 음식이라 할 수 있다.

지질

지질은 1g당 9kcal의 에너지를 내는 가장 효과적인 에너지원으로써 우리 몸의 세포막과 호르몬의 구성 성분이다. 우리 몸의 지질의 지방산이 분해되어 에너지를 내는데, 지방산은 포화지방산과 불포화 지방산으로 나뉜다. 포화 지방산은 주로 동물성 식품에 함유되어 있으며, 과잉 섭취할 경우 콜레스테롤을 증가시켜 동맥경화의 원인이 된다.

반면 불포화 지방산은 액체 상태로 식물과 생선의 지방에 많이 함유되어 있다. 이 불포화 지방산은 적절히 섭취하면 동맥경화를 예방하는 데 도움이 되지만, 이 역시 과도하게 섭취하면 과산화지질의 원인이 된다.

또한 지방산에는 체내에서 합성되지 않는 필수 지방산이 존재하며, 이 필수 지방산은 반드시 음식을 통해 섭취해야 한다.

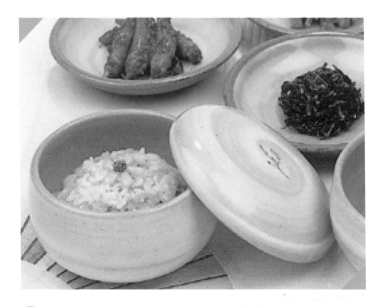

오곡밥

오곡밥은 건강한 장수를 기원하는 음식 중에 하나로서 신라 시대에 까치에게 감사하며 정월대보름 제사상에 올리던 약밥에서부터 유래하였다. 하지만 약밥에 사용되는 잣, 밤, 대추 같은 귀한 재료를 구하기 어려웠던 일반 평민들이 약밥 대신 쌀과 콩 등의 다섯 곡식을 넣어 밥을 지어 먹었는데, 바로 여기서 오곡밥이 유래했다.

오곡밥 재료는 지역마다 차이가 있다. 일반적으로 찹쌀, 멥쌀, 팥, 차조, 찰수수, 검정콩, 찰기장, 보리 등이 많이 사용되었고, 그중에 찹쌀, 콩, 팥, 수수, 조 등이 일반적이다.

오곡밥의 효능

1) 백미로 만든 밥은 가공 과정에서 쌀눈이나 겨를 도정하면서 쌀눈에 있던 비타민이나 무기질 등이 제거된다. 반면 오곡밥은 비타민과 부질이 풍부한 잡곡밥으로써 백미에 부족하기 쉬운 여러 영양소를 보충해준다.

2) 오곡밥은 백미보다 훨씬 많은 식이섬유를 함유하고 있는데, 이 식이섬유는 당뇨병 환자의 당분 흡수율과 속도를 낮춰 혈당의 급격한 증가를 막고 조절해준다.

3) 오곡밥에 들어가는 팥은 이소플라본과 베타카로틴 함량이 풍부해서 폐경기 증후군, 골다공증, 심혈관질환, 종양 및 스트레스 예방에 효과가 있다.

4) 검정콩은 토코페롤, 안토시아닌과 이소플라본이 많아 항산화, 항암, 골다공증을 예방하고 비만예방에도 효과가 좋다. 그밖에 식이섬유와 단백질, 인, 칼륨 같은 무기질성분도 풍부하다.

오곡밥의 영양학적 가치

일반적으로 성인 1인당 오곡밥 섭취량은 240g로 쌀밥을 한 공기

(250g) 섭취했을 때보다 열량은 1/5 적게, 칼슘과 철은 2.5배 많이 섭취할 수 있다. 또한 도정 과정에서 쉽게 손실되는 비타민 B_2와 쌀에는 부족하기 쉬운 각종 성분들이 많이 함유되어 있어 생활습관병 및 비만 예방식으로 각광받고 있다.

무기질

무기질은 흔히 미네랄이라고도 불리는데, 우리 몸의 기능 유지와 조절에 반드시 필요한 영양소로서 칼슘, 인, 칼륨, 유황, 나트륨, 마그네슘 등 약 40가지가 있다. 이 미네랄은 우리 체내의 많은 생리 작용과 화학 작용에 관여하는데 결핍될 경우 갑상선종이나 빈혈을 일으키고, 나아가 심장병, 암, 당뇨병의 잠재적인 원인이 되기도 한다.

또한 몸 안에서 합성이 되지 않아 반드시 음식물을 통해 섭취해야 하는 만큼 평상시 음식을 통한 미네랄 섭취에 주의를 기울여야 한다.

무엇이든 물어보세요,
체질 약선 Q&A

Q : 체질 검사를 해보니 가족들끼리 비슷하다고 나왔습니다. 체질도 유전이 되나요?

A : 네, 그렇습니다. 그동안의 임상 데이터에 의하면 자식은 대부분 부모의 체질을 따르는 것으로 나타났습니다. 사상체질은 선천적으로 결정되는 것이며, 이는 체질 유전자가 존재한다는 것을 의미합니다. 즉 부모님이 태음인이거나 소음인일 경우 자녀들도 태음인이나 소음인일 확률이 높다는 것이지요.

하지만 이는 어디까지나 유전의 경향성을 말하는 것이며, 흔히 말하는 유전 법칙과 같이 수학적으로 정해진 것은 아닙니다. 일반적으로 부모의 체질과 동일한 체질에 해당되는 경우가 많으나 그렇지 않은 경우도 있을 수 있습니다.

Q : 요즘 들어 약선 요리에 관심이 많습니다. 약선의 역사와 발전을 알려주세요.

A : 약선의 역사는 본고장인 중국의 경우는 수천 년의 역사, 우리나라 역시 드라마 대장금에서도 알 수 있듯이 우수성이 뛰어난 보양 요리의 역사가 오랫동안 이어져왔습니다. 최초의 기록을 보자면, 기원전 597년 누룩으로 위장병을 치료했다는 내용에서 약선의 최초 역사를 찾아볼 수 있고, 사람으로는 은나라 시대의 재상이

었던 '이윤'을 시조로 보고 있습니다. 이런 사실들은 이후 연구에 따라 바뀔 수도 있지만, 중요한 사실은 이처럼 음식으로 사람의 질병을 다스려온 역사가 아주 오래되었다는 점입니다. 이는 긴 세월 동안 음식이 질병을 치료하고 몸을 보하는 역할을 충실히 해왔음을 의미합니다.

나아가 약선은 한의학과 거의 동시에 발전을 이룩해왔습니다. 약선도 일반 한의학 처방과 마찬가지로 음양오행학설, 장상학설, 경락학설, 병인병리학설, 사상체질의학 등의 이론을 근거로 하는 동시에, 한 걸음 더 나아가 체질과 환경, 계절, 식품의 맛과 성질 등을 더 깊이 있게 살피고 종합해 증상을 변별하고 그에 적합한 요리를 만들어 병의 치료, 건강과 장수를 도모했습니다. 무엇보다도 약선은 예방과 치료를 동시에 행하는 것으로써, 병이 나기 전 미리 예방하는 예방의학적 관점이 더욱 강합니다. 따라서 질병의 치료와 예방, 건강유지를 위해 일상생활에서 꾸준히 활용하면 건강을 지키는 하나의 지혜가 될 수 있을 것입니다.

Q : 환절기뿐만 아니라 사계절 내내 감기가 잦습니다. 감기를 예방하는 약선이 있을까요?

A : 서양에서는 감기를 바이러스의 문제로 봅니다. 다시 말해 바이러스를 이겨내는 몸의 면역력이 떨어진 것을 의미합니다. 한방

에서도 감기를 기후나 온도 탓으로만 보지 않습니다. 감기를 이겨 낼 수 있는 몸 안의 정기正氣가 부족해지면서 면역력이 떨어지는 것으로 보고 있지요. 이 때문에 평소 무리를 하거나 과음을 하는 등 몸이 편치 않으면 더 쉽게 감기에 들게 됩니다. 한의학에서는 감기 와 관련해 계절마다 몸의 정기를 북돋아주는 약선을 이용했습니 다. 봄에는 인진쑥, 여름에는 오미자와 매실, 가을에는 배와 도라 지, 겨울에는 생강과 대추 등이 대표적입니다. 이 재료들은 우리 몸 이 기후 변화에 잘 적응할 수 있도록 도와주는 대표적인 계절별 감 기 예방약선입니다.

이 중에 몸을 따뜻하게 하는 데는 생강과 대추와 계피, 건조한 기후 등으로 갑작스럽게 기침이 나올 때는 배와 도라지 등이 좋습 니다. 특히 생강은 매운맛을 내는 성분이 항산화효과는 물론 항암 효과를 낸다고 합니다. 동의보감에서도 생강은 성미가 따뜻해 가 래와 구토와 기침을 멎게 한다는 기록이 있습니다. 따라서 생강과 대추와 계피를 설탕이나 꿀에 함께 담가 놓았다가 차로 음용하면 감기 예방에 많은 도움이 될 수 있습니다.

그러나 여기서 한 가지 짚어두고 싶은 것은 한방 건강식은 꾸준 하게 먹어야 효능을 보는 만큼 해열진통제처럼 하루 이틀 먹어서 당장 효과가 나타나는 것이 아니라는 점입니다. 우리 몸의 질병 또 한 오랫동안 작고 큰 원인들이 쌓여 나타나는 것인 만큼 건강을 쌓 아 올리는 데도 꾸준한 노력이 필요하다는 점을 기억해야 합니다.

Q : 피부가 건조합니다. 도움이 되는 약선이 있을까요?

A : 겨울이 되면 건조한 날씨와 차가운 바람에 피부가 건조해지기 쉽습니다. 또한 겨울이 아니라도 우리 피부는 보습과 영양 공급을 충실히 해주어야 노화 현상을 막을 수 있지요.. 이럴 때 도움이 되는 먹거리가 바로 호두와 율무입니다.

호두 50g, 쌀 100g, 생강 약간, 소금을 함께 끓여 만든 호두죽은 피부에 좋은 대표적인 음식입니다. 호두를 끓는 물에 담갔다가 꺼내서 껍질을 벗기고 알맹이를 잘게 부순 뒤에 씻은 쌀과 생강 저민 것을 냄비에 먼저 넣고 삶습니다. 물이 끓고 호두를 넣은 후 이것이 익으면 준비한 소금으로 간을 맞추면 됩니다.

율무도 마찬가지로 피부에 좋은 식재료입니다. 한방에서 의이인薏苡仁이라 부르는 율무는 쌀과 비슷한 영양가를 가지고 있어 쌀 대체 곡식으로도 쓰이지만, 당뇨병, 암, 고혈압 등의 성인병에 좋은 것은 물론 무사마귀, 티눈 등을 말끔히 제거하고 거친 피부를 부드럽게 만들어줍니다. 특히 율무를 씹어서 사마귀나 티눈에 붙이면 좋습니다.

Q : 요즘 들어 눈이 침침하고 많이 피로합니다. 눈에 좋은 약선을 소개해 주세요.

A : 사무직에 종사하는 분들, 학생들의 경우 시력을 과도하게 사용하는 만큼 눈 피로도가 높습니다. 컴퓨터 근무자, 혹은 조명이 부족하거나 근시, 원시, 노안老眼 등이 있거나 체력이 허약한 분들도 마찬가지이지요. 물체가 흐릿하게 보이거나 글씨가 잘 보이지 않고, 눈이 건조해지는가 하면 현기증, 두통 등이 생기고, 심한 경우에는 구역질이나 구토증이 생기기도 합니다. 다음은 시력에 좋은 약선을 정리해본 것입니다.

1) 검은콩 다식

* 재료 : 검은 콩가루 한 술, 호도 으깬 것 한 술, 우유 한 잔,
　　　　꿀 한 술

- 검은 콩 500g을 준비해 볶아서 찐 다음 말려서 가루를 낸다.
- 호두 500g을 준비해 이를 볶아 약간 검게 되면 껍질을 벗기고 식혀서 으깨어
　둔다.
- 따뜻하게 데운 우유에 이를 각각 한 숟갈씩 넣고 꿀을 타서 먹는다.

* 복용법 : 새벽녘이나 아침을 먹고 난 뒤, 혹은 아침 대신 먹거나
　　　　　간식으로 이용한다.

검은콩은 풍부한 단백질과 비타민 B1 등이 많아 영양 가치도 높

194

고, 호두와 함께 쓰면 신腎을 보補하는 효능이 커집니다. 나아가 우유와 꿀이 가해지면 비타민 B1, 칼슘, 인 등이 보태져 눈의 근력筋力을 증강시키고 조절 작용이 강해져 눈 피로 증상을 개선시킬 수 있습니다.

2) 구기자 오디탕

* 재료 : 구기자 10g, 상심자(오디) 10g, 산약 10g, 대추 10개
- 이상의 재료를 초탕, 재탕으로 달여 따로 준비해 둔다.

* 복용법 : 초탕을 먼저 먹고 3-4시간 후에 재탕을 먹는다.

구기자와 상심자는 간과 신腎을 보하는 음식입니다. 또한 산약과 대추는 비위라 불리는 소화 기능을 튼튼하게 합니다. 눈이 피로할 때 이 두 종류를 오래 먹으면 피로 증상이 현저히 개선되어 시력에도 도움이 됩니다.

Q : 불면증이 심해서 컨디션 조절이 쉽지 않습니다. 불면증을 이기는 약선 요리가 있을까요?

A : 불면증은 수면을 제대로 취하지 못하는 일종의 병증이라고

195

할 수 있습니다. 한의학에서는 이를 목불명目不瞑, 불득면不得眠이라 부르지요. 이 불면증은 사람마다 증상이 심할 수도 있고 약할 수도 있는데, 비교적 가벼운 증세로는 잠이 들어도 쉽게 깨거나 자다가도 자주 깨는 것, 잠들기 힘들어하는 것 정도입니다. 반면 심각한 중증은 밤새도록 잠을 한숨도 못 이루는 경우도 있습니다.

불면증은 다양한 이유로 발생하지만 일반적으로 피로로 인한 심신 손상, 정신적 충격과 고민 등으로 생겨납니다. 이 불면증은 일종의 현대병이라고 불릴 만큼 선진국 국민들에게 많이 나타나고 있어서 미국의 경우는 7천만 인구가 이 병에 시달리고 있고, 우리나라도 불면증 환자가 점점 늘어나고 있습니다. 수면의 질이 좋지 못하면 생활의 질도 떨어지므로 이를 개선하려면 마음을 긍정적으로 다독이고 규칙적인 생활을 하는 것 외에도 약선을 이용한 요리가 크게 도움이 됩니다.

1) 계원탕桂圓湯 : 계원육桂圓肉 50g을 달여서 마시면 기혈에 도움을 주어 심비양허心脾兩虛로 인한 불면증에 도움이 됩니다.

2) 산조인酸棗仁탕 : 산조인 50g을 빻아서 진하게 달인 물에 멥쌀 100g을 넣고 적당한 양의 설탕을 넣어 죽을 끓인 뒤 하루에 한 번씩 데워 먹으면 신경쇠약으로 인한 불면증에 도움이 됩니다.

3) **대추탕** : 대추 20개를 센 불에서 20분 정도 끓인 다음 파의 흰 부분과 뿌리 7개를 넣고 약한 불에 10분 정도 더 달입니다. 이 탕을 마시면 심기허心氣虛로 인한 신경쇠약, 불면증, 다몽多夢, 기억력 감퇴에 좋습니다.

4) **따뜻한 우유** : 간단하게 따뜻한 우유 한 잔을 자기 전에 마시는 것도 도움이 됩니다.

Q : 건강하게 잡곡밥을 먹으려고 하는데요. 우리가 흔히 먹는 곡물들의 약성을 알고 싶습니다.

A : 잡곡밥은 건강을 지키는 최고의 약선 재료 중에 하나입니다. 다만 이러한 곡물도 각각의 성질과 약성이 달라 체질적인 성향에 따라 어떤 식품은 도움이 되는 반면 어떤 식품은 그다지 효능이 없을 수도 있는 만큼 각각의 약성을 알아두면 큰 도움이 됩니다.

보리 : 성질이 온화한 곡물로서 몸의 기를 보하고 소화 기능을 북돋아줍니다. 또한 허약 증상을 보하고 양기陽氣를 보태주는 음식이다. 소갈消渴, 즉 당뇨병 치료에 일정한 효력이 있습니다.

밀 : 우리 몸의 장기 중에 간의 기운을 북돋아주며 식은땀을 멈

197

추게 하고, 소변 배출을 원활하게 해줍니다. 또한 장陽과 위胃를 튼튼하게 해서 부기를 가라앉히며 밀기울은 어혈瘀血을 제거합니다.

메밀 : 기력을 증강시키고 정신을 맑게 해줍니다. 메밀의 껍질은 간의 열을 내려 눈을 밝게 해주는 효력이 있습니다.

옥수수 : 소화 기능을 조절해서 위장을 편하게 만들어줍니다. 음식에 체해서 토하고 설사를 하는 급성 위장병 등을 다스리는 효력이 있습니다.

콩류 : 오장五臟을 이롭게 합니다. 대두大豆는 소화 기능을 돕고 기를 보태줍니다. 또한 대장을 이롭게 하므로 일상적으로 먹으면 정신을 맑게 하고 골수를 보태주며 피부까지 매끄럽게 합니다.

검은깨 : 종기와 부종을 가라앉히는 데 특효가 있습니다. 또한 오래 장복하면 흰머리를 검게 만들기도 합니다.

팥 : 부종을 가라앉히고 고름 섞인 피를 잘 배출시키며, 이질이나 설사를 그치게 하며 소변 배출을 도와줍니다.

녹두 : 성질이 차가운 곡물로서 위로 뻗치는 열기를 가라앉혀줍

니다. 해열과 해독작용이 뛰어나고 원기를 북돋워줍니다.

녹두로 베개를 만들면 눈이 밝아지고 두통에도 좋은 효과를 볼수 있습니다.

Q : 다이어트를 시도하기 전에 몸속의 노폐물 제거하려 합니다. 노폐물 제거에 좋은 약선 재료들을 가르쳐주세요.

A : 우리 몸은 체내에 노폐물이 많이 쌓이면 일산화탄소와 같은 독소가 생성됩니다.

이런 일산화탄소는 인체의 기초대사기능을 떨어뜨리고 알레르기성 질병을 발생시킬 수 있습니다. 다음은 몸을 오염시키는 체내의 노폐물과 독소를 제거하는 음식들이니 굳이 다이어트가 아니라도 일상적으로 챙겨드셔야 합니다.

1) 신선한 과일과 야채즙

가열하지 않은 신선한 과일과 야채즙은 우리 몸을 씻어내는 '청결제' 역할을 합니다. 인체의 소화기에 흡수되어 혈액을 염기성으로 변화시켜 몸속에 쌓여있는 독소와 노폐물을 배출하는 데 도움을 줍니다.

2) 미역

미역에는 독특한 성질이 있는데 방사성이 있는 물질과 결합하는 친화력입니다. 미역에는 미역 교질膠質이라는 것을 함유하고 있는데, 이것이 체내의 방사성 물질과 중금속을 대변과 함께 체외로 배출시켜 이로 인한 질병을 막아줍니다.

3) 녹두죽

녹두로 만든 죽이나 요리는 체내의 독소를 배출하는 효능이 있어 인체의 기초신진대사를 촉진할 수 있습니다.

4) 선짓국

선지에 함유된 혈청 단백질은 위산과 소화액 효소로 분해되었다가 다시 해독 작용을 가진 물질을 만들어냅니다. 이 물질은 위장 속에 들어간 먼지나 금속과립 등과 화학 반응을 일으켜 인체에 쉽게 흡수되지 않는 형태로 만든 뒤 체외로 배출하게 하는 작용을 합니다.

5) 목이버섯

균류식물은 항암효과가 뛰어난 것으로 알려져 있습니다. 또한 혈액을 깨끗하게 만들고 독소를 제거해 자주 섭취하면 체내의 오염 물질이 쌓이는 것을 방지할 수 있습니다.

부록

상극 음식들과
궁합 좋은 음식들을
구분해서 먹자!

1) 함께 먹으면 좋은 궁합 음식들

돼지고기와 표고버섯

돼지고기는 콜레스테롤 함량이 많은 것이 하나의 결점이다. 표고버섯에는 양질의 섬유질이 많아서 함께 먹는 식품의 콜레스테롤의 체내 흡수율을 막아줄뿐더러 혈압을 떨어뜨리는 기능도 한다. 또한 표고버섯에는 6종류의 다당체가 포함되어 있어 항종양 작용을 한다. 예로부터 표고버섯은 항암 효과를 가진다고 알려져왔다. 마지막으로 면역기능을 항진하는 KS-2를 함유하고 있으며 이외에도 다양한 효능을 가진 표고버섯은 고단백·고지방 식품으로서 역기능을 가진 돼지고기와 잘 어울리는 식품이다.

조개와 쑥갓

쑥갓은 칼슘과 더불어 비타민 A와 C가 풍부한 알칼리성 식품이다. 또한 풍부한 엽록소가 적혈구 형성에 기여하고 혈중의 콜레스테롤도 낮춰준다. 이 엽록소와 비타민 A, C등은 조개류에는 전혀 없는 것인 만큼 조개탕에 쑥갓을 곁들이면 영양학적으로나 맛으로나 매우 적합하다고 할 수 있다.

소고기와 들깻잎

쇠고기는 단백질은 풍부하지만 칼슘과 비타민 A 함량이 매우 적고 비타민 C는 전혀 없다. 반면 들깻잎에는 칼슘과 철분, 비타민 A와 C가 풍부하다. 또한 현대병의 원인이 되는 콜레스테롤이 많은 쇠고기와 함께 먹으면 콜레스테롤이 혈관에 붙는 것을 예방해준다. 또한 들깻잎의 엽록소는 직접적으로 영양원이 되지는 않지만 세포 부활 작용과 지혈 작용, 상처 치유 작용, 항 알레르기 작용 등 특별한 기능이 있다. 또한 다른 채소보다 월등한 양의 비타민 C와 양질의 섬유소가 있는 만큼 고기를 먹을 때 함께 먹으면 육류 섭취가 가져올 수 있는 다양한 부정적인 증상들을 예방할 수 있다.

두부와 미역

두부는 소화율이 95% 이상이나 되는 데다 다양한 조미료와 잘 어울려서 어디에 섞어 요리해도 좋은 맛을 낸다. 두부에는 사포닌이라는 성분이 있는데, 이 사포닌은 과다 섭취하면 몸 안의 요오드가 많이 빠져나가게 된다.

따라서 두부를 먹을 때 요오드를 풍부하게 포함한 미역과 김 같은 해초류를 함께 먹으면 궁합이 잘 맞게 된다.

돼지고기와 새우젓

물에 삶은 돼지고기를 흔히 새우젓에 찍어먹는데, 이는 가장 맛있게 먹는 방법이자 영양학적으로도 우수하다. 고기의 맛도 좋아질 뿐 아니라 소화도 잘 되기 때문이다. 돼지고기는 단백질과 지방이 주 성분으로서 이것이 펩다이드를 거쳐 아미노산으로 바뀌는데, 이때 필요한 성분이 단백질 분해 효소인 프로타아제다. 그리고 새우젓은 발효가 진행되는 동안 많은 양의 프로타아제가 생성된 식품으로서 돼지고기의 소화제 역할을 한다.

또한 돼지고기의 지방도 마찬가지다. 지방을 많이 먹으면 췌장에서 나오는 리파아제라는 지방 분해 효소가 필요한데 이것이 부족하면 지방이 분해되지 못해서 설사가 나게 된다. 그런데 새우젓에는 이 지방 분해 효소인 리파아제 또한 많이 함유되어 있어 기름진 돼지고기의 소화를 크게 도와주게 된다.

스테이크와 파인애플

우리나라에서는 흔히 고기를 먹을 때 전통적으로 배와 무를 사용해 고기를 숙성시킨다. 배와 무에는 단백질 분해 효소와 지방 분해 효소가 들어있기 때문이다. 파인애플 역시 이와같은 연육 효과가 있다. 파인애플은 아주 적은 양만으로도 연육효과가 크다. 따라서 스테이크 요리를 먹고 난 뒤 후식용 과일로 파인애플을 먹으면 소화가 촉진된다.

닭고기와 인삼

우리 몸은 더위를 먹으면 일종의 스트레스 상태로 들어서면서 몸 안의 단백질과 비타민 C 소모량이 많아지게 된다. 이때는 양질

의 단백질과 비타민 C를 충분히 섭취해야 하는데, 이 중에 닭고기
는 아주 질 좋은 고단백질 식품이다. 또한 인삼의 약리 작용과 찹
쌀, 밤, 대추 등의 유효 성분이 어울리면서 영양 균형을 이루어 더
훌륭한 스태미나식이 된다.

우유와 간

간은 온갖 영양 성분이 저장된 창고와 같아서 영양이 아주 풍부
하다. 그러나 간은 일단 조리하면 퍽퍽해지고 독특한 냄새가 난다
는 단점이 있다. 그럴 때 우유에 절단한 간을 한동안 담가두면 나쁜
냄새와 맛이 수그러든다. 우유의 단백질 입자가 간의 냄새와 나쁜
맛 성분을 흡착해 빨아들이기 때문이다. 또한 우유에 담그면 물에
담그는 것과 달리 수용성 성분의 손실이 거의 없다.

홍어와 막걸리

가오리, 홍어, 상어는 모두 뼈가 연골이며 몸 안에 질소 화합 물
질인 요소 , 암모니아, 트리메틸아민 등을 많이 가지고 있다. 이럴
때 입 안 가득 퍼지는 암모니아의 자극의 중화시키는 데는 막걸리
가 더 없이 좋은 궁합을 자랑한다. 막걸리에는 자극 성분을 약하게
만들어주는 단백질과 알칼리성 암모니아를 중화시키는 유기산이
포함되어 있기 때문이다.

생강과 찹쌀

장이 안 좋아 설사를 잘 할 때 찹쌀 죽을 먹는 경우가 많다. 이때 생강을 더해주면 몸을 따뜻하게 하고 살균 작용, 나아가 위를 보호 하는 작용이 있다. 몸이나 배가 냉해서 설사를 자주 할 때 생강 한 쪽을 불린 찹쌀 한 컵과 함께 푹 끓인 다음 체에 걸러 그 미음을 마 시면 몸이 따뜻해져서 아침의 배 통증을 줄여준다.

된장과 부추

된장국은 식욕을 증진시키고 우수한 단백질을 공급하지만 소금 함량이 많고 비타민 A와 C가 부족하다. 이때 부추를 써주면 이런 결점을 보완할 수 있다. 부추와 된장을 함께 끓이면 부추에 많이 들 어 있는 칼륨이 나트륨의 피해를 경감시켜준다. 이는 부추가 칼륨 을 체외로 배설시키는 기능을 하는데 이때 나트륨을 함께 끌고 나 가기 때문이다.

수정과와 잣

잣의 지방은 곶감의 변비를 예방한다. 감이나 곶감을 많이 먹으 면 몸이 차가워진다고 하는데 이는 감의 타닌이 다른 식품 중의 철 분과 결합해 체내 흡수를 방해하기 때문이다. 이렇게 철분 흡수가 방해되면 빈혈이 되어 몸이 차가워지게 된다. 이때 호두나 땅콩보 다도 철분의 함량이 많은 잣을 먹으면 빈혈을 막아 몸이 차가워지는 것을 막게 된다.

2) 피해야 할 상극 음식들

장어와 복숭아

장어를 먹은 뒤에 복숭아를 먹으면 설사를 하게 된다. 장어는 지방 함량이 21%나 되는데 이것이 소화에 부담을 줄 수 있다. 그런데 복숭아에 함유된 유기산은 위에서 변하지 않고 그대로 십이지장을 거쳐 소장에 도달한다. 그런데 이 신맛의 유기산이 알칼리성인 십이지장과 소장에 자극을 주고 지방의 유화를 방해해 설사를 일으키게 된다.

오이와 무

많은 이들이 무생채나 물김치를 만들 때 오이를 넣지만 이는 잘못된 배합이다. 오이의 비타민 C는 칼질을 하면 세포에 있던 아스코르비나제라는 효소가 비타민 C를 파괴한다. 즉 무와 오이를 섞게 되면 무의 비타민 C까지 파괴되게 된다.

도토리묵과 감

도토리묵은 수분이 많고 칼로리가 적어 다이어트에 좋은 식품이지만 타닌이 많이 포함되어 있어서 변비를 가진 사람에게는 좋

209

지 않다. 후식으로 감이나 곶감을 먹는 것 역시 불용성 타닌이 존재하므로 피해야 한다. 타닌이 많은 식품을 곁들여 먹으면 변비가 심해질 뿐 아니라 빈혈증이 나타나기 쉬운 만큼 배합에 주의해야 한다.

토마토와 설탕

토마토를 아이들에게 먹일 때 설탕을 듬뿍 넣는 엄마들이 있다. 하지만 이렇게 설탕을 넣으면 먹기는 좋을지 모르나 영양 손실이 커진다. 토마토의 비타민 B_1는 우리 몸의 당질 대사를 원활히 해주어 열량 발생 효율을 높인다. 하지만 설탕을 넣으면 비타민 B_1가 설탕 대사에 밀려 그 효과가 사라진다. 반면 토마토에는 칼륨 함량이 많은 만큼 설탕보다는 소금을 조금 곁들여 먹는 편이 좋다.

게와 감

게는 식중독 균이 쉽게 번식할 수 있는 고단백 식품이고, 감은 수렴 작용이 강한 타닌 성분이 많다. 게와 감을 함께 먹으면 소화불량은 물론 식중독 피해를 볼 수 있다.

조개와 옥수수

조개류는 부패균이 잘 번식하고 산란기에는 독성 물질을 생성한다. 이런 조개를 먹고 잘 소화되지 않는 옥수수를 먹으면 배탈이

나기 쉽다.

문어와 고사리

문어는 고단백 식품이기는 하나 쉽게 소화되지 않는다는 단점
이 있다. 고사리 또한 섬유질이 많아 위장 약한 사람에게는 소화 문
제가 생길 수 있으므로 문어와 함께 먹으면 좋지 않다.

간과 수정과

간은 각종 영양소가 풍부한 음식이며 특히 빈혈 환자에게 필요
한 영양소를 골고루 가지고 있고, 흡수되기 쉬운 철분 함량도 많다.
하지만 후식으로 수정과를 먹으면 곶감의 타닌이 철분의 흡수를
방해한다.

미역과 파

파에는 미끈미끈한 점질물이 많아서 잘못 쓰면 이것이 혀의 미
뢰세포를 덮어 고유한 음식의 맛을 느끼기 어려워진다. 나아가 파
는 인과 철분, 비타민이 많아 미역국에 섞으면 미역의 칼슘 흡수를
방해하게 된다. 그래서 미역국에 파를 섞으면 맛이 이상한 것은 물
론 영양 효율도 떨어지게 된다.

선짓국과 홍차

해장국인 선지는 고단백 식품에 철분도 많아 빈혈증 치료에 특효다. 하지만 선짓국이나 순대를 먹고 난 뒤 홍차나 녹차를 마시면 철분의 흡수가 반감된다.

치즈와 콩류

치즈는 단백질과 지방이 풍부하며 칼슘 함량도 높다. 콩도 고단백, 고지방 식품인 동시에 칼슘보다는 인산 함량이 월등히 많다. 이때 치즈와 콩류를 함께 먹으면 인산칼슘이 만들어져 좋은 성분들이 모두 체외로 배출되게 된다.

우유와 설탕과 소금

우유를 편하게 먹기 위해 설탕이나 소금을 넣어 마시는 경우가 있는데 우유에는 이미 염분이 들어 있다. 또한 설탕을 넣으면 비타민 B1의 손실이 커진다. 따라서 우유는 그냥 그 자체로 꼭꼭 씹어 먹는 것이 가장 좋다.

로얄젤리와 매실

매실은 신맛이 아주 강한 과실이다. 구연산, 피크린산, 카테킨산 등의 유기산이 많기 때문이다. 이런 유기산은 위장의 유해 세균의 발육을 억제해 식중독을 예방하고 설사, 변비, 피로회복에 뛰어난 효능을 가지고 있다. 하지만 로얄젤리와 만나면 로얄젤리의 활성 물질이 산도에 갑작스런 변화를 받아 로얄젤리의 효과는 물론 매실의 특성도 약화된다.

홍차와 꿀

홍차에 꿀을 타면 홍차 성분 중의 떫은 맛 성분인 타닌이 꿀 중의 철분과 결합해 인체가 흡수할 수 없는 타닌산철로 변하므로 꿀의 영양 성분이 떨어지게 된다.

진정한 건강 식단은
'개개인별 맞춤식 식단'에서 시작된다

우리가 일상식으로 먹는 식단이 우리의 장수와 건강에 영향을 미친다는 점은 이미 많은 사람들이 알고 있는 사실이다. 그러나 누군가에게 좋은 음식이 어떤 사람에게는 그다지 효과를 보지 못하는 경우가 종종 있다. 이는 사람마다 다른 체질과 환경 등으로 인한 문제이다.

예를 들어 무에는 소화 효소인 디아스타제가 많다. 하지만 이 무는 성질이 매운 편이라 양 체질 사람이 먹게 되면 오히려 트림과 속쓰림 등의 위장장애를 일으킬 수 있다.

그런가 하면 현미밥과 우유도 양 체질 사람에게는 과도한 섭취가 적합하지 않다. 이런 양 체질의 위장병의 경우는 양배추 생즙이 어울리고, 우엉, 대추, 시금치, 메밀, 더덕 같은 음 성질 음식이 어울린다.

나아가 직업적으로 스트레스를 많이 받는 사람은 스트레스를 완화할 수 있는 음식이 좋고, 수험생들과 청소년들에게는 성장기 발육과 집중력을 높여주는 음식이 큰 도움이 된다. 다시 말해 획일적인 정보만으로는 우리의 체질과 환경 모두에 적절한 식단을 마련하기 힘들다는 의미이다.

따라서 이제는 무조건 좋다고 하는 음식을 위주로 먹었던 식습관을 개선하여 체질과 환경, 나이와 직업 등을 고려한 개개인별 맞춤 식단에 주목해야 하며, 이런 개인별 맞춤 건강식의 중심에서 새로운 가치를 인정받고 있는 것이 바로 한국의 전통 약선이다.

한국 전통 약선은 오랜 역사를 가진 우리 고유의 음식이자, 한의학과 함께 발전해 오면서 약이 되는 밥상으로써 그 효능을 꾸준히 인정받아 왔다.

나아가 한국 전통 음식이 세계적으로 그 가치를 인정받고 있는 상황에서 우리 조상들의 전통 건강 식단을 현대인에게도 걸맞은 형태로 마련하기 위해 꾸준한 진화를 거듭하고 있다.

이 책은 바로 그 한국 전통 약선의 기본적 개념인 체질별 밥상 차림에 큰 의미를 두고 집필한 것이다.

우리가 별 생각 없이 먹어왔던 음식이 하나의 건강을 지켜주는 약의 역할을 할 수 있으며, 나아가 이 전통 약선을 우리 일상 속에서도 얼마든지 만날 수 있음을 이 책을 통해 많은 분들이 알게 되었으면 하는 바램이다.

　나아가 내가 오늘 먹은 음식 한 그릇에 담긴 가치를 알고 매일
마주 대하는 밥상의 소중함을 깨닫기를 기대한다.

　　　　　　　　　　　　　　　　　　　　김윤선 · 이영종